# O. DUBOIS

# GUIDE PRATIQUE

## DE

# MÉDECINE ET DE PHARMACIE

LE PERDRIEL

11, RUE MILTON, 11

PARIS

# GUIDE LE PERDRIEL

CONTENANT

## L'Énumération des principales maladies

AVEC L'EXPLICATION

## DES MOYENS DE TRAITEMENT LES PLUS USUELS

D'APRÈS LES DOCUMENTS DE LA MÉDECINE NOUVELLE

## Par le Dr O. DUBOIS

MÉDAILLE DES HOPITAUX DE PARIS
EX-PROFESSEUR D'HYGIÈNE

* * *

PARIS

IMPRIMERIE V. GOUPY ET JOURDAN

71, RUE DE RENNES, 71

1885

# PRÉFACE

La maison Le Perdriel, fondée en 1823, n'a cessé d'apporter à son œuvre tous les perfectionnements qu'il lui a été possible de réaliser. La réputation dont elle jouit est le fruit de ses efforts sans cesse renouvelés. Chaque année apporte son tribut à la somme des progrès précédents et marque une étape nouvelle dans la progression constante de ses succès.

Aujourd'hui, elle offre à ses clients un petit ouvrage tiré de *la Médecine nouvelle*, dont l'utilité peut être pour eux de tous les instants.

On a évité, dans la rédaction de ce livre, destiné principalement à servir de guide pour les coffres à médicaments vendus par la maison Le Perdriel, tout ce qui pouvait toucher à l'exercice de la profession médicale, de manière à ce que le malade ne fût pas tenté de se livrer à des essais de traitement au-dessus de sa compétence. Ces coffres renfermant les produits nécessaires pour donner les premiers soins, en cas d'accidents, en attendant l'arrivée du médecin il importait de familiariser le patient avec les moyens do guérison mis à sa disposition.

Une notion générale des choses qui touchent à l'art de guérir rend le malade plus docile et plus attentif aux recommandations du praticien, qui, mieux compris et mieux secondé, n'en éprouvera que plus de plaisir à se dévouer.

# PREMIÈRE PARTIE

## MÉDECINE

**1. — Abcès.** — On appelle ainsi des agglomérations de pus ou de matière qui se forment sous la peau ou dans l'épaisseur des organes.

Les *abcès chauds* s'accompagnent de fièvre, de douleur et d'insomnie ; ils sont ordinairement la suite d'une inflammation plus ou moins vive de la partie. On les traite par le repos, le régime et les cataplasmes ; lorsque la souffrance est très forte, on arrose ceux-ci de *Laudanum*.

Les *Abcès froids* sont moins douloureux : ils sont l'effet d'une nutrition languissante et se montrent chez les personnes qui ont un tempérament lymphatique ou scrofuleux. S'ils ne sont pas trop avancés, on peut les faire dissoudre ; à cet effet, on les recouvre d'un *Emplâtre de Vigo* (515) que l'on laisse à demeure pendant quelques jours, et en même temps on suit le *Traitement dépuratif* (512). Si au bout de quelques jours l'abcès n'a pas diminué, si les élancements s'y font sentir, on ne doit plus espérer de le voir se dissoudre : il faut y mettre un cataplasme et le faire ouvrir ; appliquez ensuite un morceau de *Taffetas vulnéraire* (534) sur l'ouverture et continuez le traitement intérieur.

**2. — Acné.** — Inflammation des glandes sébacées de la peau. Voyez *Boutons*.

**3. — Aigreurs.** — Elles se montrent ordinairement après les repas, plus rarement à jeun. On les fait cesser au moyen du *Sel de Vichy effervescent* (506) ou du *Bicarbonate de soude* (259). Évitez l'usage des mets ou boissons acides tels que : oseille, fruits, salade, vinaigre, cidre, vin pur, etc. S'il existe de la constipation, prendre chaque matin une ou deux doses de *Sel purgatif effervescent* (505), ou une cuillerée à café de *Magnésie calcinée*.

**4. — Albuminurie.** — Maladie caractérisée par la présence de l'albumine dans les urines. Les chagrins, les émotions, les contrariétés, les refroidissements, l'état de grossesse et certaines maladies graves, principalement la scarlatine, en sont les causes ordinaires. Dans ces cas, elle réclame l'intervention du médecin.

L'Albuminurie peut être occasionnée par

l'application de vésicatoires mal préparés; dans ces circonstances, les urines deviennent brûlantes, leur évacuation est difficile et même impossible. Le meilleur moyen d'éviter ces accidents est de n'employer que des *Toiles vési-cantes* bien homogènes (543).

**5. — Anémie.** *Appauvrissement du sang.* — Cette maladie a pour effet de produire une diminution du chiffre des globules rouges du sang : sur 1000 grammes de sang desséché, on doit trouver 127 grammes de globules rouges ; dans l'état d'anémie, ce dernier chiffre devient beaucoup plus faible.

Les principaux symptômes de la maladie sont : les palpitations, l'essoufflement, la faiblesse, les maux de tête, les maux d'estomac, les vertiges, la diminution de l'appétit, la constipation, la tristesse, l'état nerveux, l'agitation pendant le sommeil, etc.

Le meilleur moyen, pour rendre au sang sa richesse, est de se soumettre très régulièrement pendant deux mois au moins à l'usage des préparations de fer, comme *Sels de fer effervescents* (505), *Fer réduit, Sirop d'iodure de fer*, et des préparations de *Quinquina* (489). L'appétit sera rappelé au moyen du *Quassia amara* (485) ou de *l'Elixir de Surinam* (486). L'état nerveux sera combattu au moyen du *Chloral Bromuré* (299). La constipation cédera à l'emploi du *Citrate de magnésie effervescent* (306) ou de la *Magnésie calcinée.*

**6. — Angines,** *Maux de gorge.* — Ils s'accompagnent ordinairement de fièvre, malaise,
courbature ; la gorge est plus ou moins douloureuse et quelquefois le malade ne peut
avaler; en même temps, la langue est chargée,
la bouche mauvaise, l'appétit perdu. Le traitement doit commencer par un *Vomitif* et
l'application d'un *Emplâtre de Thapsia* (540)
sur la poitrine. Bains de pieds sinapisés, matin
et soir. Gargarisme d'eau d'orge miellée.

. Les personnes sujettes aux maux de gorge
ont souvent les amygdales très grosses et sont
obligées de les faire couper pour se délivrer
de la gêne qui en résulte. Avant de recourir à
cette opération, on doit se soumettre au traitement suivant: prendre chaque matin une ou
deux doses de *Sel purgatif effervescent* (505)
et *Traitement dépuratif* (512). On réussit assez
souvent par ce moyen à rétablir les amygdales
dans leur état normal.

Les angines graves réclament les soins du
médecin.

**7. — Anthrax.** — C'est une tumeur rouge,
dure, enflammée, formée par une réunion de furoncles ou clous sur le même point; elle siège le
plus souvent à la nuque, au cou, au dos ou sur
les membres. On peut essayer de faire avorter
la maladie avec des onctions d'*Onguent napolitain* ou d'*Emplâtre de Vigo* (515) que l'on
laisse à demeure pendant quelques jours ; en
même temps, l'on prend chaque matin un verre

d'*Eau de sedlitz*, ou une ou deux doses de *Sel purgatif effervescent* (505). Si on échoue, il faut faire ouvrir la tumeur.

**8. — Aphtes.** —Ce sont de petites vésicules qui creusent et laissent à leur suite des ulcé-rations peu étendues, mais fort douloureuses, sur la langue, les joues, l'intérieur de la bouche. Il faut les badigeonner deux ou trois fois par jour avec un *Collutoire au borax* (264). Comme elle coïncident ordinairement avec un état semblable de l'estomac et des intestins, on devra prendre deux ou trois fois par jour une cuillerée à café de *Bicarbonate de soude* dans un demi-verre d'eau, ou mieux de *Sel de Vichy effervescent* (506), et chaque matin, à jeun, deux doses de *Sel purgatif effervescent* (505), ou bien un verre d'*Eau de sedlitz*.

**9. — Apoplexie.** —Elle consiste dans une perte de connaissance avec privation du mou-vement et de la sensibilité. Lorsque le malade revient à lui, il est ordinairement paralysé d'un côté du corps ; cette paralysie, nommée *hémiplégie*, peut cesser au bout d'un temps plus ou moins long, ou persister. Les causes ordinaires sont la fatigue du cerveau occa-sionnée par l'abus du travail intellectuel ou par les excès ; cette maladie, plus rare qu'autrefois, atteint de préférence les personnes au-dessus de 40 ans et les vieillards.

Il y a presque toujours des signes avant-coureurs, tels que : vertiges, étourdissements, congestion, sifflements, bourdonnements et tintements d'oreilles, pesanteur de tête, embarras momentané de la parole. Il faut en tenir compte et conjurer l'attaque de la manière suivante : garder le repos d'esprit le plus complet, être très sobre et prendre tous les matins une cuillerée d'*Huile de ricins* ou de *Teinture purgative* (396), et, dans la journée, trois cuillerées à bouche de *Chloral Bromuré* (293) ; après chaque repas, une cuillerée à café de *Bicarbonate de soude* (259), ou de *Sel de Vichy effervescent* (506).

Pendant une attaque d'apoplexie, le malade doit être couché la tête haute ; il faut desserrer ses vêtements, appliquer des sinapismes aux jambes et aux cuisses et mettre dix ou douze sangsues au siège, en attendant l'arrivée du médecin.

Après l'attaque, si la paralysie persiste, c'est aux *Vésicatoires* (543) et aux *Purgatifs* (505) qu'il faut surtout avoir recours.

**10. — Asphyxie.** — Toutes les fois que les phénomènes de la respiration se trouvent suspendus par le fait d'une cause accidentelle, on dit qu'il y a asphyxie. Celle-ci peut avoir lieu à la suite de l'introduction de l'eau ou d'un liquide quelconque dans les voies respiratoires ; d'autrefois, par la compression ou l'obstruction des voies aériennes, ou encore par la substitution à l'air respirable, d'un gaz impropre à la respiration ; dans ce dernier cas, il peut y avoir en même temps asphyxie et empoisonnement, si le gaz respiré est vénéneux.

Soustraire le malade à la cause qui a produit l'asphyxie, le faire respirer rapidement et l'empêcher de se refroidir par des frictions sur tout le corps et surtout sur la poitrine.

Ces frictions peuvent être pratiquées avec la main, ou mieux avec de la flanelle ou de la laine imbibées d'alcool camphré, et continuées le plus longtemps possible avec persévérance ; en même temps, on provoquera les mouvements respiratoires, en exerçant, à intervalles réguliers, des pressions lentes et graduelles à la base des côtes. Enfin, pratiquez des chatouillements dans le nez, donnez des lavements de fumée de tabac. Pendant ce temps, préparez un bain dans lequel on plongera le malade pour ramener la chaleur. Avec un appareil électrique sous la main, on peut s'en servir pour provoquer la contraction des muscles respiratoires et les battements du cœur.

Pendant toute la durée des frictions, on devra mettre le malade sur le dos, en ayant soin de placer sous les épaules un coussin ou un bourrelet de vêtements qui fasse saillir la poitrine. Maintenir la libre circulation de l'air dans les voies aériennes, en débarassant celle-ci des mucosités ou crachats qu'elles peuvent contenir, et en tirant la langue au dehors, lorsqu'elle obstrue l'arrière-gorge.

Lorsque le malade est revenu à la vie, on lui administre des cordiaux, tels que : vin chaud, thé, café, etc. et on le place dans un lit.

**11.—Asthme.** — Ce sont des accès d'oppression avec respiration plus ou moins gênée, plus ou moins difficile, revenant par intervalles variables et sous l'influence de causes très diverses.

Cette maladie produit une gêne, un malaise inexplicables, qui font que le malade a recours aux attitudes ou aux moyens les plus bizarres pour se soulager.

Le traitement de l'asthme est avant tout *antinerveux*. Pendant les accès, il faut prendre de dix en dix minutes une cuillerée à bouche de *Chloral Bromuré* (299) et des *Inhalations iodées* au moyen de l'*Inhalateur Le Fort* (388).

Il est de la plus grande importance pour les asthmatiques d'éviter les rhumes de poitrine. Au moindre refroidissement qui ferait craindre cette complication, on devra appliquer un *Emplâtre de Thapsia* (540) de douze centimètres, dans le dos, et se purger avec une cuillerée à bouche d'*Eau-de-vie allemande* (396); dans l'intervalle des accès, les malades continueront des inhalations iodées faites au moyen de l'*Inhalateur Le Fort* (338), et le *Chloral Bromuré*.

**12.—Attaques de nerfs.** — Pendant l'attaque, couchez les malades, desserrez leurs vêtements, donnez de l'air dans l'appartement et faites le plus de calme et de silence possible.

On ne doit faire respirer les sels, le vinaigre, l'éther, que dans les cas d'évanouissement car les attaques véritables sont plutôt prolongées par l'emploi de ces moyens. Il faut donner une cuillerée de *Chloral Bromuré* (299) de dix en dix minutes : c'est le meilleur moyen de faire cesser les crises et d'en prévenir le retour.

**13. — Blessures.** — Les blessures peuvent être produites de diverses manières et prennent des noms différents selon la cause qui leur a donné naissance. Les blessures par instruments tranchants se nomment *coupures* (40), par instruments contondants, *contusions*. Enfin les *déchirures*, *piqûres*, *morsures*, sont encore des variétés de blessures. La complication la plus ordinaire des blessures et la plus immédiate est l'*hémorrhagie* (voyez ce mot). Les blessures légères ne nécessitent que des soins locaux; mais les blessures graves exigent le repos au lit, le calme absolu, la diète. C'est au chirurgien qu'il appartient, dans ces cas, de tracer la ligne de conduite à suivre.

Une blessure, bien qu'insignifiante en apparence, ne doit jamais être négligée; car il peut arriver des complications graves, même dans les cas les plus simples, si la blessure est tenue malproprement et abandonnée à elle-même. C'est pourquoi l'on doit toujours avoir sous la main les premiers éléments d'un pansement comme *charpie, bandes, compresses, sparadrap, Taffetas vulnéraire* (534), etc.

**14.—Blépharite.** —Inflammation du bord libre des paupières. Celui-ci est rouge et un peu gonflé ; il s'y forme de l'humeur, et les yeux sont chassieux, les cils collés, surtout le matin.

Laver les paupières, tous les matins, avec un peu d'eau tiède ou de glycérine pure ; introduire matin et soir dans l'œil un carré de *Collyre sec à l'iodure de potassium* (314), et prendre la *Fucoglycine* à l'intérieur (364).

**15.—Borborygmes.** —Ce sont des bruits ou gargouillements produits par le mouvement des gaz qui se trouvent en excès dans l'estomac et l'intestin. Tous les matins un verre d'*Eau de sedlitz* ou deux doses de *Citrate de magnésie effervescent* (306), et, dans la journée, deux ou trois cuillerés de *Chloral Bromuré* (299).

**16. — Bourdonnements.** — Ils siègent dans la tête ou dans les oreilles. Pour se débarrasser de cet inconvénient parfois très tenace, il faut se purger tous les matins avec une cuillerée d'*Huile de ricins* ou de *Teinture purgative* (396) ; appliquer derrière l'oreille une *Mouche de Milan* (434), et s'il existe de *l'anémie*, suivre le traitement indiqué à ce mot.

Enfin, les bourdonnements qui sont dus à des troubles nerveux cèdent au *Chloral Bromuré* (299).


**17. — Boutons.** — Les boutons, clous, furoncles, qui se montrent au visage ou sur la peau du corps, constituent souvent d'affligeantes incommodités, plutôt qu'une maladie véritable. Ils sont presque toujours l'indice d'un mauvais état des voies digestives. Indépendamment des *bains alcalins* et *sulfureux*, qui sont indiqués dans cette circonstance, ne pas négliger de se purger fréquemment avec un purgatif salin tel que : *Eau de Sedlitz*, *Citrate de magnésie effervescent* (306), *Sel purgatif effervescent* (506), etc.

Quant aux clous ou furoncles volumineux, on devra d'abord les recouvrir d'*Emplâtre de Vigo* (515), ou de *Taffetas vulnéraire* (534), lorsqu'ils ont abouti.


**18. — Bronchite,** *Inflammation des bronches.* — Les causes les plus ordinaires de cette maladie sont : la respiration d'un air froid, humide, les refroidissements à la peau, l'usage des liqueurs fortes, l'habitude de fumer. L'état d'anémie y prédispose.

La bronchite s'accompagne parfois de fièvre avec malaise, courbature, et prend alors le nom de *Grippe*.

Les symptômes de la bronchite sont une irritation plus ou moins vive le long de la trachée et des bronches, de l'oppression, de la toux sèche d'abord, puis une expectoration de crachats blancs, puis jaunes, parfois striés de sang. Cette maladie est aiguë ou chronique suivant son ancienneté.

La bronchite s'accompagne assez souvent de *Tubercules pulmonaires*; dans ce cas, elle prend le nom de *Phthisie*.

On réussit souvent à faire avorter un rhume a son début, en faisant une dérivation sur l'intestin avec un purgatif salin, tel que *Sel de sedlitz* ou *Citrate effervescent* (306). En même temps, appliquer un *Emplâtre de Thapsia* sur la poitrine.

Dans le cours de la bronchite ou rhume de poitrine ordinaire, il faut insister sur les moyens révulsifs, comme *Thapsia* (540) et *Vésicatoires* (543), et les calmants, comme le *Chloral Bromuré* (299), par exemple.

Dans les cas graves, il faut nécessairement s'éclairer des conseils du médecin.

**19. — Calculs.** — Ce sont de petites pierres qui se forment dans l'intérieur du corps, principalement dans les reins, le foie, la vessie. Les moyens les plus efficaces de prévenir et de faire dissoudre les calculs, consiste dans l'emploi des *Sels de lithine* (415). Lorsqu'il existe de la susceptibilité du coté de l'estomac et des intestins, on emploiera le *Carbonate effervescent*, sinon, le *Citrate*.

Pour les *Coliques néphrétiques*, donner la préférence au *Benzoate effervescent*. Si l'état nerveux est prédominant, faire usage du *Bromhydrate*, et, pour les goutteux et les rhumatisants, du *Salycilate*.

**20. — Cancer.** — Lorsque le cancer siège à la surface du corps et qu'il est accessible à l'action des moyens chirurgicaux, le remède véritable c'est l'opération. Celle-ci se pratique soit au moyen des *caustiques*, soit au moyen d'instruments tranchants. Le premier moyen convient surtout aux tumeurs cancéreuses pour lesquelles on craint l'hémorrhagie, ou celles qui sont peu volumineuses. On a recours surtout, en ces circonstances, au *Caustique Filhos* (287).

Lorsque le cancer n'a pu être opéré et qu'il a formé ulcération, il est important de tenir la plaie dans le plus grand état de propreté. Le plus grand désagrément de ces sortes de plaies, c'est la mauvaise odeur qu'elles exhalent. Mais il existe un moyen sûr d'y remédier, c'est de panser la plaie matin et soir avec de la charpie, ou mieux du *Papier-compresse* (316), imbibés de *Solution de permanganate de potasse* (465). Si la plaie est profondément située, comme cela a lieu pour les cancers de l'utérus et du rectum, on fera usage de la *Solution de permanganate de potasse* en injections.

Dans le *cancer de l'estomac*, appliquez des *mouches hypnotiques* sur la région douloureuse et prenez quelques cuillerées de

*Chloral Bromuré* (299) par jour, contre les douleurs et les vomissements.


**21. — Carie.** — La carie est une sorte d'ulcération qui ronge et détruit les os et les dents.

La carie des os réclame l'intervention du chirugien.

Contre la carie des dents, servez-vous de la *Dentose Maillet* (327). Pour cela, il suffit de nettoyer la cavité cariée et d'y introduire une boulette de coton imbibée de *Dentose.*

On peut renouveler ce *plombage* aussi souvent qu'il est nécessaire.


**22. — Carreau.** — Engorgement des ganglions lymphatiques du péritoine produisant l'augmentation de volume du ventre. Cette maladie, spéciale à l'enfance, réclame, comme traitement, *l'Huile de foie de morue* ou la *Fucoglycine* (364), les bains salés, l'exercice au grand air et une *alimentation fortifiante.*


**23. — Catarrhe.** — On désigne sous ce nom toute sécrétion habituelle et exagérée de mucosités.

Le *catarrhe des bronches* nécessite surtout l'emploi des révulsifs tels que *Thapsia* (540) ou *Vésicatoires* (543); pendant les recrudescences et dans l'intervalle, des balsamiques tels que *Goudron* (373) *Térébenthine* (539), etc.

Le *Kermès* (388) favorise l'expectoration.

Les inhalations balsamiques avec *l'Inhalateur Le Fort* (388) devront être pratiquées concuremment avec ces moyens.

Les *catarhes de vessie* (230) réclament l'emploi des *Sels de lithine* (415), surtout s'ils s'accompagnent de gravelle.

Les *catarhes des oreilles* sont souvent l'effet d'un état scrofuleux ou lymphatique. On les traitera par des applications répétées de *Vésicatoires* derrière les oreilles (506), et la *Fucoglycine* (364) à l'intérieur. Faire plusieurs fois par jour des injections dans l'oreille avec la *Solution de permanganate de potasse* (465) ; c'est le meilleur moyen de se préserver de la mauvaise odeur et de provoquer la guérison.

**24.—Cauchemars.—** Ils sont toujours l'effet d'une digestion laborieuse ou de palpitations de cœur. Ils produisent, chez les enfants, des réveils brusques qui ne laissent pas que d'effrayer les parents. Le *Choral Bromuré*, pris au moment du coucher, fait facilement justice de cette incommodité.

**25.—Charbon.—** Cette maladie se communique des animaux à l'homme, soit par le contact direct de ceux-ci ou de leurs dépouilles, soit par l'intermédiaire des insectes, des mouches qui vont de l'un à l'autre. Elle commence par une tache semblable à une piqûre de puce; puis apparaît une vésicule, dite *pustule maligne*, qui occasionne une assez vive démangeai

son ; ensuite, la vésicule se dessèche, et forme
une escharre noire, dure, autour de laquelle se
développent une ou plusieurs rangées de vésicules ; la partie se gonfle, devient rouge, puis
violette ; il s'étend au loin des traînées rou-
geâtres ; les glandes voisines s'enflamment ;
après la fièvre, il survient du refrodissement,
de l'anxiété, puis la mort arrive.

Avec un traitement énergique on peut sau-
ver les deux tiers des malades. Pour cela, il
faut cautériser la partie atteinte avec la potasse
caustique ou mieux le *Caustique Filhos* (287),
le plus tôt possible ; si la maladie est avancée,
il faut extirper la tumeur avec le bistouri et
cautériser la plaie avec le fer rouge. En même
temps on donnera du bon vin, du quinquina,
du thé, du café.

**26.— Choléra.—** Ce fléau, endémique dans
l'Inde, nous visite à certains intervalles plus ou
moins éloignés. La maladie débute par de la
diarrhée bientôt suivie de vomissements, avec
crampes, maux de tête, soif considérable, anxiété, refroidissement, teinte bleuâtre de la
peau. La première période, dite *de froid*, est
caractérisée par les symptômes précédents.
Lorsqu'elle n'entraîne pas la mort, elle est suivie d'une période, dite de *réaction*, pendant
laquelle survient une fièvre plus ou moins vive
et dont la violence emporte souvent le malade.
Pendant la première période, on a recours aux
stimulants sous toutes les formes : infusion de

thé, rhum, cordiaux de toute nature, frictions sèches ou avec l'alcool camphré sur toute la surface du corps, bains de moutarde, électricité, en un mot à tout ce qui est capable de réchauffer le malade et de provoquer la réaction. Celle-ci ne doit pas dépasser certaines limites, sous peine de causer la mort du malade ; aussi la modère-t-on à l'aide de moyens d'un ordre opposé : applications de glace, boissons froides, diète rigoureuse. Pendant la convalescence, le malade doit être soumis à un régime assez sévère.

Le meilleur préservatif, en temps d'épidémie, c'est d'observer une bonne hygiène, de ne faire excès de rien, et, à la moindre apparence de diarrhée, prendre cinq à six gouttes de *Laudanum*, dans un peu d'eau sucrée.


**27. — Chlorose.** — Cette maladie est l'anémie de croissance des jeunes filles. Elle nécessite le même traitement que celui que nous avons indiqué à l'article *Anémie*.


**28.—Chorée** ou *Danse de Saint-Guy.*— Maladie spéciale à l'enfance. Elle consiste dans des mouvements irréguliers, désordonnés, occupant ordinairement le corps et les membres. Les moyens à employer pour la combattre consistent surtout dans les préparations antinerveuses telles que le *Chloral Bromuré* (299) par exemple, la gymnastique, le *Fer* (357). S'il existe de la gourme, des glandes, on y ajoutera la *Fuco-glycine*, (364) ou *l'Huile de foie de morue.*

**29. — Cœur. —** Les maladies du cœur sont presque toujours assez sérieuses pour nécessiter l'intervention du médecin. Cependant, de simples palpitations, ou des points nerveux plus inquiétants que dangereux, ne nécessitent d'autres remèdes que quelques gouttes d'*Ether* sur un morceau de sucre, ou quelques cuille-rées de *Chloral Bromuré* (299) et l'application d'une *Mouche hypnotique* (433) ou d'un *Sina-pisme* sur la région souffrante.

**30.— Coliques. —** Les coliques peuvent oc-cuper les intestins, le foie, les reins, le bas ventre.

Dans l'intestin, elles accompagnent souvent une diarrhée et nécessitent alors la diète, les boissons émollientes, les cataplasmes, le repos.

Si elles sont nerveuses, elles cèdent au *Chlo-ral Bromuré* (299) ou à *l'Ether*, au *Laudanum.*

Si elles sont produites par la constipation, on y remédiera en prenant tous les matins un *lavement évacuant,* ou bien deux doses de *Citrate de magnésie effervescent* (306).

Lorsqu'elles occupent le foie, les reins, le bas ventre, elles sont produites par la présence de *calculs* (voyez ce mot) et réclament l'usage des alcalins, surtout les *Sels de lithine* (415).

**31. — Congestion. —** La congestion est un afflux de sang dans une partie du corps.

Le plus fréquemment, c'est au cerveau qu'elle se produit. Lorsqu'on redoute cet accident, on doit le prévenir en faisant une dérivation suivie sur l'intestin, au moyen d'un purgatif énergique tel que : *Aloès, Eau de vie allemande* (396) ou *Sel purgatif effervescent* (505).

La congestion au poumon réclame l'emploi des mêmes moyens, plus l'application d'un *Vésicatoire volant* de douze centimètres (543) dans le dos, de sinapismes aux jambes et le repos absolu au lit.

La congestion du foie veut le traitement alcalin au moyen des *Sels de soude* ou de *lithine* (415).

**32. — Conjonctivite,** *Inflammation de la conjonctive, Coup d'air.* ·· L'œil rougit, devient cuisant, douloureux, larmoyant, et s'enflamme de plus en plus, si on n'y porte remède. Dès le début de la maladie, introduire dans l'œil, trois fois par jour, quelques gouttes de *Collyre de sulfate de zinc* ou *de cadmium,* ou de *collyres secs* des mêmes substances (314). En s'y prenant assez tôt, cela suffit ordinairement.

Si l'inflammation est très développée, il ne faut pas mettre de collyre : il vaut mieux se purger avec de *l'Eau de sedlitz* ou avec un *Sel purgatif effervescent* (505); appliquer un *Vésicatoire volant* (543) à la nuque et des compresses d'*Eau de sureau* sur l'œil; garder la chambre et manger peu. Lorsque l'inflammation est

calmée, on termine au moyen du *Collyre sec au
Sulfate de zinc* (314).


### 33. — Consomption. — État de tout individu affaibli par les progrès d'un mal chronique. Voyez *Phthisie*, *Hypochondrie*.


### 34. — Constipation.—Cette incommodité parfois très rebelle, tient ordinairement à une paresse des intestins. Il ne faut employer contre elle, comme purgatifs, que les purgatifs salins : les pilules purgatives sont irritantes, et ne font que rendre plus grave l'incommodité qu'elles sont appelées à soulager momentanément. Parmi les purgatifs les plus agréables et dont on peut impu ément faire usage pendant long-temps et d'une manière habituelle, se trouvent le *Citrate de magnésie effervescent* (306) et le *Sel purgatif effervescent* (505). Le premier convient dans tous les cas où l'estomac fonctionne bien. Mais si cet organe est susceptible, s'il excite des aigreurs habituelles, de mauvaises digestions, c'est au second qu'il faut s'adresser. En prendre chaque matin deux doses à jeun. En même temps, faire usage de pain de son, ou de pain de seigle, et dans la journée un lavement d'eau froide.


### 35. — Convulsions. — Cette maladie est

très fréquente chez les enfants. C'est ordinairement la dentition qui l'occasionne; mais elle peut reconnaître pour cause d'autres malaises. La première chose à faire, en cas de convulsions, c'est de donner de l'air à l'appartement, faire prendre le *Chloral Bromuré* par cuillerées à café, et préparer un bain tiède dans lequel on plongera l'enfant, si les convulsions persistent. Presque toujours ces moyens suffisent.

**36. — Coqueluche.** — Tout le monde connaît cette maladie, caractérisée par des quintes violentes, pendant lesquelles la face devient rouge, les yeux sont larmoyants, la respiration se trouve suspendue, et qui se terminent par une reprise longue et rude de la respiration.

Parmi tous les traitements employés contre la coqueluche, un des plus efficaces consiste à donner le *Chloral Bromuré* par cuillerée à café, en commençant par deux chaque jour, et en augmentant graduellement d'une à deux par jour, jusqu'à ce que les quintes soient enrayées. En même temps, on fait faire au malade des inhalations de goudron, d'essence de térébenthine, d'acide phénique, au moyen de l'*Inhalateur Lefort* (388).

Lorsque la coqueluche est compliquée de bronchite, ce qui se reconnaît à ce que la poitrine est très grasse et la respiration gênée dans l'intervalle des quintes, appliquez un *Vésicatoire volant* (543) de dix centimètres dans le dos, et faites vomir l'enfant en attendant l'arrivée du médecin.

**37. — Cors aux pieds.** — Cette incommodité, fort difficile à faire disparaître d'une manière complète, peut cependant être atténuée considérablement, et même guérie, par l'emploi des *Rondelles Marinier* (495). Couper un carré d'une de ces feuilles rondelles, et, après l'avoir légèrement humecté, l'appliquer en rabattant les quatre angles qui servent à le fixer ; au besoin, on le maintient avec une petite bande de *Taffetas vulnéraire* (554). Quant au *Topique en boîte*, il s'applique sur le cor préalablement coupé, enduit de teinture d'iode et recouvert de sa rondelle ; c'est l'ouverture de celle-ci que l'on remplit avec gros comme un demi-grain de blé d'emplâtre fondant. Le tout est fixé au moyen d'une bandelette de *Taffetas vulnéraire au baume du commandeur* (534).

Pour les cors placés de manière à empêcher l'usage des rondelles, employer le *Taffetas souple* sans rondelles. Il suffit de le mouiller et, après l'avoir fixé, de le recouvrir d'un peu d'ouate. Le renouveler au moins deux fois par semaine ; enlever avec le coupe-cors ou la lime, la partie supérieure et ramollie, avant de faire une nouvelle opération.

**38. — Coryza,** *rhume de cerveau.* — Cette petite maladie constitue un véritable fléau pour certaines personnes, par sa persistance et sa répétition. Un excellent moyen de détourner un rhume à son début, c'est de faire dévier par en bas le flux qui se prépare. A cet effet, prenez deux cuillerées à café de *Magnésie* tous les matins, ou deux doses de *Sel purgatif effervescent* (505) ; il faut commencer aussitôt que le rhume se déclare.

Lorsque celui-ci descend sur la poitrine, on doit insister sur les révulsifs, tels que *Emplâtres de Thapsia* (540) ou *Vésicatoires* (543), et faire le traitement indiqué à l'article *Bronchite*.

**39. — Coup de soleil,** *Erythème.* — Ce petit accident peut occasionner quelques troubles généraux, accompagnés de fièvre, qui se dissipent promptement d'eux-mêmes. On se contentera d'étendre du jaune d'œuf sur la partie malade, à l'aide d'un pinceau.

**40. — Coupures.** — Il est d'usage de faire saigner les coupures, quelquefois outre mesure ; ceci n'aurait d'avantage qu'autant qu'il serait resté dans la plaie des impuretés difficiles à enlever au moyen d'un lavage à l'eau. Aussitôt qu'il n'y a plus à craindre la présence d'aucune impureté, rapprochez les bords de la plaie de manière à rétablir les parties dans leurs rapports naturels ; enlevez les caillots de sang qui pourraient s'opposer à la réunion, et appliquez un morceau de *Taffetas vulnéraire au baume du* *conmandeur* (534). Si la blessure se trouve sur quelque partie visible, comme le visage ou les mains, se servir de préférence du *Taffetas vulnéraire à l'arnica ou au collodion* (534).

**41. — Courbature.** — Elle peut survenir à la suite de tout excès de travail ou autre, de refroidissement, ou même sans cause apparente. Le repos au lit, quelques purgatifs légers et les grands bains, en font justice.

**42. — Crachements.** — Le crachement est le plus ordinairement la conséquence d'une affection des bronches ou du poumon. Lorsqu'il est difficile à exécuter, on le facilite par l'usage des préparations de *Tolu*, de *Goudron*, de *Térében·thine*, du *Kermès*, à l'intérieur, et par l'application de papiers révulsifs sur la poitrine, tels que *Thapsia* (540), ou *Vésicatoires* (543).

Le crachement de sang, quand il ne vient pas de la gorge ou du nez, est assez souvent le prélude d'une bronchite grave. Lorqu'on est surpris par cet accident, on doit appliquer de suite des *Sinapismes* aux jambes et prendre toutes les deux heures une *Dragée d'ergotine de froment* (347) ; si le sang ne disparaissait pas au bout de quelques heures, avoir recours aux lumières du médecin.

**43. — Crevasses.** — Les crevasses des mains sont ordinairement la suite d'engelures. Nous conseillons de les panser avec le *Tafffetas* *vulnéraire Marinier* (534), qui est un véritable épiderme artificiel ; en même temps prenez matin et soir un bain d'eau tiède dans laquelle vous ajouterez trente grammes d'*Alun*.

Les *crevasses* des seins empêchent l'allaitement et peuvent occasionner des abcès. On les badigeonnera deux ou trois fois par jour avec de la *Teinture de benjoin*.

**44. — Croup.** — Cette maladie succède parfois à une angine couenneuse ; d'autrefois elle débute d'emblée. Dès qu'on soupçonne son existence, on doit appeler le médecin, et, en attendant son arrivée, faire vomir l'enfant et appliquer un *Emplâtre de Thapsia* (540) sur la poitrine.

**45. — Cystite.** — Ce mot signifie inflammation de la vessie. C'est une maladie assez fréquente chez les vieillards atteints de rétention ou d'incontinence d'urine ; mais elle survient aussi d'une manière accidentelle, à la suite de l'application d'un vésicatoire ; elle produit alors une difficulté d'uriner assez considérable, avec douleur dans le bas ventre. Pour éviter cet accident, le mieux est de n'employer pour faire des vésicatoires que des *Toiles vésicantes* (543) convenablement préparées.

**46. — Dartres.** — Les dartres sont *sèches* ou *humides*. Les premières ont pour type le *Psoriasis*, les secondes l'*Eczéma*. Dans ces maladies, il est utile de se purger souvent, pour éviter les rechutes ou pour faire disparaitre l'éruption. Aussi doit-on faire choix de purgatifs incapables d'irriter l'intestin et dont on puisse se servir'habituellement sans danger. A ce titre, donnez la préférence aux purgatifs salins tels que le *Citrate effervescent* (306) ou le *Sel purgatif effervescent*.

Les parties atteintes de dartres, étant préservées du contact de l'air, celles-ci disparaissent souvent. Voilà pourquoi, dans l'eczéma, il est bon de recouvrir d'une feuille de *Taffetas vulnéraire au collodion* (534).

**47. — Défaillances** ou *Lipothymies*. — C'est le premier degré de la *Syncope* : le malade ne perd pas connaissance, mais il se sent s'en aller. Les personnes sujettes à cet accident feront bien de porter sur elles un petit flacon de *Chloral Bromuré* (299). Comme les défaillances sont ordinairement les effets d'une anémie, on devra se soumettre au traitement de cette maladie (5).

**48. — Délire.** — Il peut exister avec ou sans fièvre; être passager ou habituel, tranquille ou furieux. Quelles que soient sa forme et la cause qui le produise, il réclame toujours le traitement anti-nerveux au *Chloral Bromuré* (299) aux *bains* et à la suppression de tous les excitants.

**49. —Démangeaisons.** — Elles peuvent

être causées par une piqûre d'insecte, ou bien par une maladie de la peau telle que l'urticaire, le prurigo. Lorsqu'elles siègent au fondement, elles sont produites par des vers ou des hémorrhoïdes. Les *bains alcalins* ou *sulfureux* sont forts utiles contre toutes les espèces de démangeaisons, et les *Purgatifs* sont recommandés comme dérivatifs.

**50. — Dentition.** — Elle provoque chez les enfants un état d'irritation qui va parfois jusqu'aux *convulsions*.

Lorsque l'enfant paraît très souffrant, agité, s'il ne dort pas, on lui donnera le *Chloral Bromuré* par cuillerées à café, et on frictionnera les gencives plusieurs fois par jour avec ce même médicament.

**51. — Dents.** — Chacun sait, au moins par oui-dire, combien les maux de dents sont douloureux. Nous avons indiqué à l'article *Carie*, la manière de panser les dents avec la *Dentose Maillet* (327); nous ajouterons ici, que le meilleur moyen de calmer les douleurs dentaires est encore l'introduction de ce liquide dans la dent malade. Dans les cas rebelles, joignez-y l'application d'une *Mouche hypnotique* derrière les oreilles et l'usage du *Chloral Bromuré* à haute dose à l'intérieur.

Pour tenir les dents propres, on se sert de différentes préparations, dites *denti-*

*frices,* dont il ne faut pas abuser, comme de toutes les choses artificielles quand elles sont inutiles. Le tartre qui s'accumule parfois en excès sur les dents, est le résultat d'une gingivite ou inflammation des gencives, laquelle tient souvent à un mauvais état de l'estomac; l'haleine est alors très mauvaise. Le traitement prescrit à l'article *Gastrite* est alors indiqué.

**52. — Diabète.** — Ce maladie, caractérisée par la présence du sucre dans les urines, réclame un régime de nourriture tout spécial. Le malade doit s'abstenir de féculents et de farineux, tels que pommes de terre, haricots; remplacer le pain ordinaire par le *pain de gluten,* ne prendre de sucre sous aucune forme que ce soit; prendre des médicaments fortifiants, comme préparations de *Fer,* de *Quinquina,* et y ajouter un traitement alcalin avec le *Carbonate d'ammoniaque,* le *Bicarbonate de soude,* ou mieux encore, les *Sels de lithine effervescents* (415) qui ne fatiguent pas les malades, et qui agissent plus vite. Enfin on fera le plus d'exercice possible, malgré la faiblesse, et on frictionnera, matin et soir, toute la surface du corps.

**53. — Diarrhée.** — La diarrhée s'accompagne ou non de coliques : elle est passagère ou habituelle. Nous avons indiqué à l'article *Coliques* les principaux moyens à lui opposer. Nous ajouterons, pour la diarrhée chronique, l'emploi des *Dragées d'ergotine de froment* (347), à la dose de cinq à dix par jour, avec autant de *Pastilles de cachou* ou de *ratanhia*.

La diarrhée des enfants mérite la plus grande attention, car c'est la cause de mort la plus fréquente pour les nourrissons.

Elle est presque toujours le résultat d'une alimentation vicieuse ou mal dirigée. Il ne faut donner aux enfants que du lait comme aliment, au moins jusqu'après la première dentition, et les élever autant que possible au sein. C'est la meilleure manière d'éviter la diarrhée et les vomissements. Contre ces accidents, on emploie principalement le *Bismuth* (262), le *Carbonate de chaux* (281) et l'*Eau de chaux* (334).

**54. — Digestion difficile.** — Voyez *Dyspepsie*.

**55. — Diphthérite.** — Ce mot sert à désigner la maladie qui produit le *croup* et l'*angine couenneuse*. Il n'y a point de préservatif contre cette affection terrible, si ce n'est l'éloignement. Aussi, dès qu'elle règne dans un endroit, on doit en éloigner les enfants le plus vite possible.

**56. — Douleur.** — La douleur peut prendre mille aspects différents, mais elle est une dans sa nature. C'est une grande cause d'affaiblissement pour les malades; aussi doit-on toujours

chercher à soulager. La plupart des calmants
ont des inconvénients graves : les préparations
d'opium et le chloroforme sont des substances
dangereuses et qui ne conviennent pas à tous
les malades. Mais, comme substance inoffensive et qu'on peut donner dans toutes les
circonstances, signalons le *Chloral Bromuré*
(299).

On entend aussi par *douleurs*, soit des névralgies, soit des rhumatismes, ou même de
simples affections nerveuses. Dans ces circonstances, recourez à la méthode révulsive
et aux topiques locaux : peu de douleurs
résistent aux *Mouches hypnotiques* et surtout
aux *Vésicatoires* (543). Lorsqu'il existe un état
rhumatismal évident et dans le cas de névralgies, donnez dix centigrammes de *Sulfate
de quinine* dans une *Capsule de Le Huby*
n° 1 (280), toutes les heures ou toutes les deux
heures, selon l'intensité du mal. Enfin, évitez le froid et l'humidité.

**57. — Dysenterie.** — Cette maladie porte
principalement ses effets sur le gros intestin ; il
existe des envies fréquentes d'aller à la garde-
robe, mais elles ne sont pas toujours suivies
d'effets ; il y a des efforts, des épreintes, de la
cuisson à l'anus, des coliques revenant par intervalles assez rapprochés ; les matières sont
glaireuses, mêlées de sang, quelquefois très
peu abondantes. Le traitement de cette maladie
réclame les soins du médecin. Cependant, à

défaut de son assistance, on devra se purger avec de l'*Eau de Sedlitz* ou un *Sel purgatif effervescent* (505), et prendre ensuite toutes les deux heures une *Dragée d'ergotine de froment* (347), avec une dose de *Sulfate de quinine* dans une *Capsule de Le Huby* (280), et un *Lavement d'amidon* matin et soir ; aliméntation légère et *Eau de riz* comme boisson.


**58. — Dyspepsie.** — Ce mot signifie digestions difficiles. Elles proviennent le plus souvent d'une fatigue de l'estomac, occasionnée par des excès ou par une alimentation trop épicée, trop excitante, l'abus des fruits ou des boissons acides. D'autres fois, au contraire, elles surviennent à la suite de privations ou d'un jeûne prolongé. Dans le premier cas, il faut faire usage de *Bicarbonate de soude*, ou mieux de *Sels de Vichy effervescents* (506), une dose dans un verre d'eau après chaque repas, et, dans le second, de préparations de *Fer* (357). Si l'appétit est languissant, prendre, avant de se mettre à table, un verre d'eau préparée avec le *Quassia Bellin* (485) ou une cuillerée d'*Elixir de Surinam* (486).


**59. — Ecoulements.** — Ils consistent en pus, matière, humeur, ou liquide naturel. Aux yeux et aux oreilles, ils existent souvent sous forme d'une humeur due à la scrofule ou au lymphatisme, et s'accompagnent alors de glandes et de gourmes. Dans ces circonstances, on place un *Vésicatoire volant* (543) derrière chaque oreille, et on administre la *Fucoglycine* (364) ou l'*Huile de foie de morue* à l'intérieur. Pour les oreilles, une injection, matin et soir, avec la *Solution de permanganate de potasse* (465). Les écoulements des voies urinaires peuvent être l'effet d'une blennorrhagie ou d'un rétrécissement à traiter avec les *Capsules de copahu*, les *Injections* et le régime.

Les écoulements désignés sous le nom de *flueurs blanches* réclament l'emploi des *Sels de fer* (357) et les injections d'*Alun* (241). Les catarrhes *de matrice* nécessitent les *cautérisations* faites par le médecin, et les écoulements sanieux et d'odeur fétide l'emploi des injections au *Permanganate de potasse* (465).

**60. — Eczéma.** — Appelé aussi *dartre humide*. Cette maladie consiste en une éruption de petites vésicules suivies de suintement, avec rougeur et démangeaison. A l'état chronique, il y a simplement de la rougeur avec pellicules farineuses et peu ou point de démangeaisons. Le traitement purgatif est des plus efficaces contre cette maladie. Nous conseillons de recourir surtout aux purgatifs salins tels que *Citrate effervescent* (306) et *Sel purgatif* effervescent (505), pris tous les matins pendant un temps suffisant. On y joindra l'usage des *bains d'amidon*, et un régime très doux. Il faut tenir les parties malades à l'abri de l'air autant que possible, et, à cet effet, l'application du *Taffetas au collodion* (534) peut rendre de véritables services. Voyez *Dartres*.

**61. — Effort.** — A la suite d'un effort, il peut survenir différents accidents, comme maux de reins, hernies, chute de matrice, ruptures d'anévrismes. Voyez *Lumbago, Hernie, Matrice*.

**62. — Embarras gastrique.** — Cette maladie se reconnait à ce que la langue est chargée, la bouche mauvaise, l'appétit perdu. Le remède est de se purger avec un purgatif salin tel que *Eau de Sedlitz* ou *Sel purgatif* (505).

**63. — Emphysème.** — L'emphysème ou dilatation des vésicules du poumon, est la suite ordinaire des bronchites répétées, et ne nécessite d'autre traitement que celui de la bronchite (18), lorsque celle-ci se produit.

**64. — Empoisonnement.** — S'il est récent, la première chose à faire est de provoquer l'expulsion du poison au moyen d'un *vomitif* ou de l'introduction des doigts dans la gorge. Puis gorgez d'eau le malade et faites-lui prendre 15 à 20 grammes de *Magnésie calcinée* dans un verre d'eau. Ceci convient dans la plupart des cas, surtout dans les empoisonnements par l'arsenic ; une forte infusion de *café* convient pour les empoisonnements par l'opium, le laudanum, la morphine ; l'*Essence de térében-thine* pour les empoisonnements par le phosphore ; le *Bicarbonate de soude*, pour les empoisonnements par les acides.

Les empoisonnements par les moules et les champignons doivent être traités par les vomitifs et purgatifs, suivis de cordiaux énergiques tels que thé, café, vin chaud, cognac, etc.

**65.—Enchifrènement.**—C'est ordinairement l'effet d'un rhume de cerveau. La sécheresse des narines le produit quelquefois. Enfin il s'observe aussi dans les cas de polypes, tumeurs, et ulcères des cavités nasales. On lui oppose les fumigations de sureau, de mélilot, et *l'Iodure de potassium* (392), ou mieux la *Solution dépurative* (512) à l'intérieur.

**66. — Engelures.** — Ce sont surtout les personnes lymphatiques qui sont sujettes à cette incommodité. Aussi feront-elles bien de ne pas négliger avant l'hiver de prendre pendant six semaines ou deux mois *l'Iodure de potassium*, (392) ou mieux la *Solution dépurative* (512) ; c'est le meilleur moyen de se préserver des engelures. Celles-ci doivent se traiter par les *Bains d'alun*, les applications de *Cérat amidonné* ou de *Glycérine pure*, et le *Taffetas vulnéraire* (534), s'il existe des crevasses.

**67.—Entorse.**—L'entorse, qu'elle s'accompagne ou non d'un arrachement de la malléole, nécessite toujours le repos absolu et les applications résolutives d'*Eau blanche*, d'*Arnica*, ou mieux les frictions et massages, souvent fort efficaces. L'obligation d'immobiliser la partie malade, réclame l'emploi des *Bandes adhésives de Leperdriel* (253). Aussitôt que le malade recommence à marcher, il doit porter un *Bas élastique* ou une *Chaussette élastique* (254), afin d'éviter les rechutes.

**68.— Epigastre**, *Creux de l'estomac.*— Les souffrances habituelles à l'épigastre indiquent une *Gastrite* (89).

**69.— Epilepsie**, *Haut-Mal, Mal caduc.* — Cette terrible maladie consiste tantôt en des attaques avec perte subite de connaissance, tantôt en des absences. Souvent héréditaire, d'autrefois accidentelle, elle nécessite un traitement anti-nerveux énergique. Ce sont les préparations bromurées qui jusqu'ici ont le mieux réussi contre cette affection, surtout le *Chloral Bromuré* (299).

**70.— Epistaxis**, *Saignement du nez.*— Cet accident est ordinairement passager, mais d'autrefois il peut devenir inquiétant par sa persistance. Pour l'arrêter, faites renifler de l'eau froide, introduisez une clef dans le dos, sur la peau; élevez brusquement les deux bras en l'air en

faisant une respiration lente et profonde ; prenez un gramme d'*Ergot de froment* (347).
Si ces moyens échouent, il faut pratiquer le
tamponnement des fosses nasales, opération
qui demande, pour être bien faite, l'assistance du médecin.

**72.—Etourdissements.—**Ils peuvent être
l'effet d'une anémie, ou d'une congestion au
cerveau, ou, ce qui est très fréquent, d'un mauvais état de l'estomac. Ils réclament l'emploi d'un purgatif doux chaque matin (505),
d'un sel alcalin (506), après les repas, et du
*Chloral Bromuré* dans la journée.

**73.—Etranglé. —**C'est une erreur de croire
qu'il ne faut pas toucher à un pendu avant
l'arrivée de la justice. La première chose à
faire, c'est de couper la corde et de desserrer
le lien ; ensuite, de donner les soins mention-
nés au mot *Asphyxie*.

**74. — Evanouissement. —** Voyez *Syncope*.

**75.— Faiblesse d'estomac. —** Quelques
gouttes d'éther sur un morceau de sucre suffisent pour les calmer. Elles sont le plus souvent occasionnées par une *Gastrite* (89).

**76. — Fièvre. —**La fièvre n'est pas toujours
d'un mauvais augure ; elle indique souvent un
mouvement naturel vers la guérison. Elle est

ordinairement la conséquence d'une maladie, d'autrefois elle semble être à elle seule toute la maladie. Dans tous les cas, elle exige le repos au lit, la diète et l'usage de quelques tisanes appropriées à l'état du malade. C'est le médecin seul qui peut apprécier la nature de la fièvre.

Il existe une variété de fièvres qui se reproduisent par accès réguliers, dans l'intervalle desquels la santé parait normale : ce sont les fièvres intermittentes dont la *Quinine* est le spécifique. On donne celle-ci sous forme de sels solubles, dont l'amertume très prononcée est souvent un obstacle à leur administration. Il est facile de surmonter cet inconvénient en les prenant dans des *Capsules vides de Le Huby* (280).

**77.—Fissures.**—Les fissures, gerçures ou crevasses, peuvent occuper le bord des lèvres, d'autrefois les mains, les seins, etc. Elles nécessitent l'emploi du *Kismish-zalf* (401) ou du *Taffetas vulnéraire* (534).

Les *Fissures à l'anus* réclament l'intervention du chirurgien.

**78. — Fistule. —** C'est le nom de tout conduit normal et persistant donnant lieu à un écoulement de liquide. Les fistules siègent le plus souvent à la joue, à l'œil, le long des voies urinaires, à l'anus. Elles sont du ressort de la chirurgie.

**79. — Flueurs blanches.** *Leucorrhée.* — Écoulements blanchâtres, laiteux, survenant chez les femmes anémiques ou chlorotiques. Cette fâcheuse incommodité cède à l'emploi des *Sels de fer* (537) et aux *injections d'Alun* ou de *Feuilles de noyers.*

**80.—Fluxion de poitrine.**—Presque toujours occasionnée par un refroidissement, cette maladie débute par un frisson violent avec malaise général, toux et point de côté. Dès qu'on en soupçonne l'existence, il faut faire appeler le médecin. En attendant son arrivée, il n'y a nul inconvénient à appliquer un *Emplâtre de Thapsia* (540) ou un *Vésicatoire volant* (543) sur le point de côté, et à purger le malade avec de l'*Huile de ricin* ou un *Sel purgatif* (505) ; ce sont de bonnes précautions en cas d'attente.

**81.—Foie.**—Les engorgements et inflammations du foie sont plus fréquents qu'on ne le croit généralement. Souvent accompagnés ou précédés de gastrite, ils reconnaissent aussi pour cause la présence de *calculs* dans les voies biliaires. Ces maladies réclament les purgatifs doux comme *Magnésie calcinée, Sels effervescents* (505), *Huile de ricin,* mais surtout le traitement alcalin au moyen des *Sels de soude* ou de *lithine* (115.S'il existe de la douleur dans la région du foie, appliquez un *Vésicatoire volant* (543) de 8 à 10 centimètres. Au besoin faites plusieurs applications successives.

**82. — Foulures.** — Même traitement que l'*Entorse*.

**83.—Fractures.**—Lorsque les os viennent à se rompre, il y a fracture. Les fractures compliquées de plaie sont plus graves que les fractures simples. Les fractures du crâne et surtout celles de la colonne vertébrale sont presque toujours mortelles. Les plus fréquentes de toutes sont les fractures des membres. On les consolide à l'aide de différents appareils pour la composition desquels les *Bandes adhésives de Leperdriel* (253), sont un précieux auxiliaire.

**84. — Furoncles,** *Clous*. — Tout le monde connaît cette petite maladie, plus incommode que dangereuse. Il suffit, pour la guérir, de se purger chaque matin avec un verre d'*Eau de Sedlitz* ou bien deux ou trois doses de *Sel purgatif effervescent* (505). Appliquez sur les clous un morceau d'*Emplâtre de Vigo* (515) pour les faire dissoudre ou aboutir, et ensuite un morceau de *Taffetas Marinier* (534).

**85. — Gale.**—Maladie de la peau causée par la présence d'un insecte presque microscopique nommé *Acarus*. Elle est très contagieuse. On la guérit au moyen de *Bains sulfureux* (252), de *Pommades sulfureuses* ou encore de frictions au *Savon noir* ou au *Pétrole*. Tous les moyens capables de détruire l'insecte sont bons. Pendant et après le traitement, une purgation avec un *Sel purgatif* (505), pour détourner les complications inflammatoires qui peuvent exister.

## 86. — Ganglions. — Voyez *Glandes.*

## 87. — Gangrène. —Lorsqu'une partie du corps cesse de recevoir le sang nécessaire à la vie, elle meurt et tombe en gangrène ; celle-ci peut être sèche ou humide. Pendant le travail d'élimination de la partie morte, il existe souvent une odeur fétide insupportable ; le meilleur mode de pansement consiste alors dans l'application de compresses imbibées de *Solution de permanganate de potasse* (465). Après la séparation de la partie morte, il reste une plaie qui nécessite le pansement des plaies ordinaires : *Papier-compresse* (316) enduit de cérat.

## 88. — Gastralgie. — Affection nerveuse de l'estomac, donnant lieu à une foule de malaises très variables, mais presque toujours fort pénibles. Elle s'accompagne ordinairement de *Dyspepsie* (voyez ce mot). Le meilleur remède à lui opposer est le *Choral Bromuré,* le *Sel de Vichy effervescent* (506) après les repas, et, s'il existe de la constipation, les purgatifs doux, parmi lesquels le *Sel de Pullna effervescent* (505) convient parfaitement. La question du régime est fort importante, on doit être très sobre, éviter

l'usage des mets épicés, du vin pur, des liqueurs, du café.

**89.—Gastrite**, *Inflammation de l'estomac.*
— Cette maladie s'accompagne de douleurs plus
ou moins vives à la région de l'estomac; il y a
souvent des vomissements, des glaires, des gaz;
la langue est plus ou moins rouge ou chargée ;
l'appétit peut être conservé ou augmenté.
A l'état aigu traitez cette maladie par le *Bi-*
*carbonate de soude* ou mieux le *Sel de Vichy*
*effervescent* (506) pris après chaque repas,
l'application d'un *Vésicatoire volant* (543) de 8
centimètres au creux de l'estomac et un régime
très sévère; dans les cas graves, les médecins
conseillent le régime exclusif du lait. A l'état
chronique, il faut insister sur l'application des
vésicatoires, qui devra être assez fréquente, tout
en prenant les *Sels effervescents de Vichy* (506),
et combattant la constipation qui est parfois
très opiniâtre. Il faut bien se garder d'employer les purgatifs irritants qui pourraient
faire beaucoup de mal. La *Magnésie calcinée*
ou les *Lavements d'eau salée* tous les matins,
sont ce qui convient le mieux dans la plupart
des cas, sauf avis contraire du médecin.

**90. — Gaz.** — Les gaz de l'estomac sont un
signe de fatigue et d'inertie de cet organe; ils
produisent des crampes, du ballonnement, des
spasmes, des étouffements, du vertige. Une ou
deux cuillerées de *Chloral Bromuré* (299) en

font aisément justice. Presque toujours la présence des gaz est liée à une *Gastrite* plus ou moins forte (voyez ce mot).

**91. — Gencives.** — L'inflammation des gencives ou gingivite, quand elle ne provient pas d'un mauvais état des dents, est l'indice d'une gastrite. Elle s'accompagne d'une grande fétidité de l'haleine. Le traitement consiste dans l'usage du *Sel de Vichy effervescent* (506) ou du *Bicarbonate de soude* après les repas, et les badigeonnages avec du *Miel rosat et du Borax* (264) cinq ou six fois par jour. Prendre, cinq ou six fois par jour également, une *Pastille de chlorate de potasse.* Lorsque les dents sont cariées pansez-les avec la *Dentose Maillet* (327), ou faites-les nettoyer par un dentiste, principalement s'il y a du tartre accumulé près des gencives. Contre la fétidité de l'haleine, se rincer la bouche plusieurs fois par jour avec quelques gouttes de *Solution de permanganate de potasse* (465) étendues d'eau.

**92.—Glaires.**—Les glaires qui remontent de l'estomac à la gorge, sont un signe de gastrite. Ils réclament par conséquent les mêmes soins que celles-ci (voyez *Gastrite*).

Les crachats glaireux sont un indice de catarrhe des bronches; le traitement le plus convenable à leur opposer consiste dans l'usage des *Pastilles de hermès*, l'application d'un *Emplâtre de Thapsia* (546) sur la poitrine, les pur-

gations quotidiennes avec un *Sel purgatif* (505),
et surtout les inspirations faites au moyen de
*l'Inhalateur Lefort* (388).

Les glaires des garde-robes indiquent un
état d'inflammation du gros intestin ou une
dysentérie. Les purgatifs salins, comme le *Citrate effervescent* (306) et les *Lavements d'amidon*, sont indiqués dans cette circonstance.

Enfin, les écoulements glaireux chez les
femmes, indiquent un catarrhe de matrice et
réclament l'intervention du médecin.

**92 bis. — Glandes.** — Les glandes engorgées
sont un signe de lymphatisme ou de scrofule, à
moins qu'elles ne soient accidentelles; dans ce
dernier cas, elles sont produites par quelque
écorchure, plaie ou ulcérations des parties voisines. On peut les faire dissoudre, en y plaçant
à demeure un *Emplâtre de Vigo* (240) et en
prenant à l'intérieur la *Solution dépurative*
(512). On panse les écorchures, plaies ou ulcérations, avec le *Taffetas vulnéraire* (534) ou le
*Papier-compresses* (316), enduit de cérat.

**93. — Goître.** — C'est l'engorgement d'un organe glanduleux, nommé le *corps thyroïde* et
qui est situé au-devant du larynx. Le meilleur
moyen de le faire disparaître consiste dans
l'usage de la *Solution dépurative* (512) à l'intérieur, et des onctions de *Pommade iodurée* (592)
matin et soir sur la grosseur.

**94. — Gorge** (*maux de*). — Voyez *Angine.*

**95. — Gourme**, *Impétigo*. — Eruptions d'humeurs occupant principalement la tête ou le visage des enfants lymphatiques ou scrofuleux. Beaucoup de personnes sont dans l'usage de leur opposer les *vésicatoires* (543) derrière les oreilles, sur la nuque, sur les bras; vésicatoires entretenus plus ou moins longtemps avec le *Taffetas épispastique*(532). Prendre en même temps à l'intérieur, *l'Huile de foie de morue*, ou mieux la *Fucoglycine* (364).

**96. Goutte.** — Cette maladie est caractérisée par la présence de nodosités aux petites jointures; elle se traduit par des accès souvent très douloureux, et s'accompagne fréquemment de *gravelle*. Les goutteux doivent se purger fréquemment: pour ne pas irriter l'intestin, ils préféreront les *purgatifs salins* (505). Pendant les crises, ils ont un excellent moyen de calmer les accès, au moyen du *Chloral Bromuré* (299), pris par cuillerées à bouche, d'heure en heure, avec une dose de *Sulfate de quinine* dans une *Capsule de Le Huby* (280). Chaque fois, entre les accès, ils doivent se soumettre très régulièrement à l'usage des *Sels de Lithine*, principalement le *Carbonate effervescent* (415).

**97. — Gravelle.** — Cette maladie est révélée par la présence dans les urines d'un sable jaune plus ou moins abondant, qui se montre chez les rhumatisants, les goutteux, et donne naissance aux accès connus sous le nom de *coliques néphrétiques*. Cette maladie sera traitée avec les *Sels de Lithine effervescents* (415), principalement le *Carbonate*. Pendant les accès de colique néphrétique, recourir au *Chloral Bromuré* (299) à haute dose. Enfin, prendre après chaque repas une dose de *Sel de Vichy effervescent* (500). Régime doux, grande sobriété ; exercice autant que possible.

**98.— Grippe.** — Maladie épidémique et contagieuse, consistant en une bronchite, avec fièvre, malaise, courbature, mal de tête. Elle se traite par le repos, le régime, les *purgatifs salins* (505) et l'application d'un *Emplâtre de Thapsia* (540) sur la poitrine.

**99.— Grossesse.** — L'état de grossesse rend la femme sujette à une foule de malaises plus ou moins sérieux, plus ou moins graves, parmi lesquels nous signalerons les vomissements, fréquents au début et à la fin de la grossesse, la constipation, les envies, un certain nombre d'accidents nerveux. Contre les vomissements, on emploiera avec succès les boissons froides, gazeuses, le *Chloral Bromuré* ; la constipation sera combattue au moyen de purgatifs doux comme *Huile de ricin*, *Magnésie calcinée*, *Sels purgatifs* (505), ou encore à l'aide de lavements. Une bonne hygiène, des bains, un

exercice modéré, mais suffisant, sont nécessaires pendant toute la durée de cet état.

## 100. — Haut-Mal. — Voyez *Epilepsie.*

## 101. —Hémorrhagie. — Le traitement de
l'hémorrhagie varie selon la cause de l'hémorrhagie et son siège. Les hémorrhagies internes se
traitent par le repos absolu, les boissons froides
et acidules, telles que *Limonades au citron*, ou
*sulfurique*, le *Perchlorure de fer*, mais surtout
l'*Ergotine de froment* (347), moins altérable
et plus efficace que l'*Ergotine de seigle.*

Les hémorrhagies par suite de blessures,
lorsqu'elles sont légères, ne nécessitent qu'une
légère compression et un pansement avec le
*Taffetas vulnéraire* (534) ; mais lorsqu'elles
sont graves, il faut recourir à l'intervention
chirurgicale. En cas d'attente, exercer une
compression sur le trajet du vaisseau coupé,
entre la blessure et le cœur, ou directement
sur la blessure elle-même.

## 102. — Hémorrhoïdes. — Elles sont pro-
duites par la dilatation variqueuse des veines du
rectum. Elles peuvent se montrer à l'extérieur
sous forme de tumeurs ou bourrelets plus ou
moins volumineux, au pourtour de l'anus ;
d'autrefois, elles sont internes. Tantôt elles
saignent plus ou moins abondamment, d'autrefois, elles sont sèches. Les causes les plus fré-

quentes sont les obstructions du foie, la constipation habituelle, la vie sédentaire.

Il est important de se tenir le ventre libre, de prendre souvent une ou deux doses de *Sel purgatif effervescent* (505) le matin, et faire usage des *Sels de Lithine* (415), surtout le *Citrate*, à l'intérieur. Si elles sont douloureuses, on aura recours aux bains de siège, cataplasmes, onguent populeum et surtout *Pommade à l'iodoforme belladonée* (391). Si l'écoulement du sang est abondant, une *Dragée d'Ergotine de froment* (347) d'heure en heure. Enfin, les hémorrhoïdes produisent quelquefois des accidents sérieux qui sont du ressort de la chirurgie.

**103.— Hépatite. —** Inflammation du foie. Voyez *Foie*.

**104. — Hernies. —** Les plus fréquentes de toutes sont les hernies inguinales et crurales, siégeant à l'aine, puis les hernies ombilicales, siégeant au nombril. Elles surviennent tantôt brusquement, tantôt lentement ; mais elles méritent la plus grande attention, car si elles s'étranglent, la vie du malade peut être compromise ; aussi, doit-on les faire rentrer dès le début, et les maintenir au moyen d'un bandage approprié. Eviter les efforts violents, l'usage des aliments farineux, et surtout se tenir le ventre libre au moyen de purgatifs doux.

**105.—Herpès.**—Cette maladie donne lieu à des éruptions de petites vésicules, remplies d'un liquide limpide, qui se crèvent et laissent à leur place des croûtes ou des ulcérations; c'est principalement sur les lèvres, sur le visage et les parties sexuelles, que se produisent ces éruptions, parfois fort désagréables à cause de leur fréquente répétition. La prédisposition à l'herpès a été nommée *herpétisme* et, pour beaucoup de médecins, elle constitue une maladie générale ayant pour cause un vice du sang, dit *herpétique*. On traite cette maladie par les *Eaux sulfureuses* et les *préparations arsénicales*. Les vésicules d'herpès doivent être cautérisées légèrement avec le crayon de *nitrate d'argent*. Lorsqu'il existe en même temps, ce qui est fréquent, un mauvais état des voies digestives, faites usage de purgatifs salins à petites doses fréquemment répétées, le *Sel purgatif effervescent* (505), par exemple.

**106. — Hoquet.** — C'est un spasme occasionné par un mauvais état de l'estomac ou par quelque trouble général du système nerveux. Le *Chloral Bromuré* (299) {après les repas, en fait aisément justice.

**107. — Humeurs.** — Elles sont ordinairement l'effet du tempérament lymphatique, de la scrofule, ou de la syphilis. Elles réclament l'emploi des *dépuratifs* (512) des exutoires, surtout les *cautères* (288) et les *vésicatoi-res* (543), et enfin les dérivatifs intestinaux du genre des *sels purgatifs*.

**108. — Hydrocèle.** — Cette maladie n'est pas dangereuse et guérit aisément au moyen d'une opération. Les parties sont quelquefois très volumineuses ; il faut alors les soutenir à l'aide d'un *suspensoir*.

**109. — Hydropysie,** *Enflure.* — Ce nom indique tout épanchement d'eau dans une cavité naturelle du corps. Dans la poitrine on la nomme *pleurésie*, dans le ventre *ascite*, aux parties *hydrocèle*, aux jointures *hydarthrose*, sous la peau *anasarque* ou *œdème*. Le traitement des hydropysies a principalement pour base les *purgatifs* et les *vésicatoires* (543). Mais c'est à la cause qui les entretient que l'on doit surtout s'attacher, et dans ce cas, les lumières du médecin sont nécessaires.

**110.—Hypertrophie.**—Augmentation de volume des organes. Les plus communes sont celles du *cœur*, du *foie*. Voyez ces mots.

**111.—Hypochondrie.**—Etat de tristesse et de mélancolie occasionné par la persuasion d'être atteint d'une maladie grave sans l'avoir, ou d'une maladie plus grave que celle que l'on a: *Chloral Bromuré* (299), *purgatifs légers* (505), *exercice, hydrothérapie.*

**112.—Hystérie.**—Maladie nerveuse presque entièrement spéciale à la femme et qui consiste en des attaques plus ou moins fréquentes pendant lesquelles la malade se débat, mais sans perdre entièrement connaissance. D'autres fois la maladie consiste en des troubles nerveux très variables, tels que pleurs et rires sans motifs, caractère changeant, sensation de boule à la gorge, troubles et perversion des sens, dérangement des facultés, etc; il y a presque toujours de l'anémie : *Chloral Bromuré* (299); *Sels de fer* (357).

**113.—Indigestion.**—Elle est l'effet d'une surcharge de l'estomac ou de ce que les aliments et les boissons sont mal supportés ; elle se termine ordinairement d'une manière heureuse par des vomissements, qu'il faut au besoin provoquer. Pour prévenir l'indigestion, il est d'usage de prendre quelque boisson stimulante comme infusion de thé, de tilleul ou de feuilles d'orangers. Les personnes sujettes aux indigestions feront bien de prendre après leur repas une dose de *sel de Vichy* (506).

**114.—Inflammation.**—C'est un état morbide caractérisé surtout par les symptômes suivants: douleur, chaleur et fièvre. Voyez encore: *constipation* (34).

**115**. — **Insomnie.** — Elle est toujours le résultat d'un état de souffrance du système nerveux. Quelle que soit d'ailleurs la cause qui la produise, on peut toujours lui opposer le *Chloral Bromuré* (299) qui n'a pas les inconvénients des préparations d'opium et de la morphine.

**116**. — **Iritis,** *Inflammation de l'iris*. — L'iris est cette partie colorée qui entoure la prunelle de l'œil. L'*Iritis* succède ordinairement à une conjonctivite ou à une ophthalmie, d'autrefois elle est de nature syphilitique ou rhumatismale. A traiter par les *sangsues* à la tempe, les *purgatifs* (505), les *vésicatoires* à la nuque et l'emploi d'un *collyre à l'atropine* (314). Tenir l'œil à l'abri de la lumière.

**117**. — **Jaunisse** ou *Ictère*. — Elle est due à la présence de la matière colorante de la bile dans le sang, par suite de quelque maladie de foie, ou de trouble momentané dans les fonctions de cet organe. Elle réclame un traitement alcalin, que l'on a tout avantage à faire au moyen du *Carbonate de Lithine effervescent* (415), parce qu'il agit plus vite et mieux que les autres médicaments du même ordre.

**118**. — **Jointures** ou *Articulations*. — L'inflammation des jointures se nomme *arthrite*; elle est ordinairement rhumatismale. L'hydropysie des jointures se nomme *hydarthrose*. Ces maladies se traitent par l'application de *vésicatoires* (543) sur la partie malade, et le repos absolu. S'il existe *de la fièvre*, donner dix centigrammes *de Sulfate* de *quinine* toutes les heures dans une *Capsule vide de Le Huby* (280).

*La Tumeur blanche* est une affection grave des articulations. Les chirurgiens emploient beaucoup l'immobilisation dans le traitement de cette maladie, et, à ce point de vue, les *Bandes adhésives* (253) leur offrent un auxiliaire précieux.

Les *Luxations* consistent dans le déplacement persistant des os, au niveau de leurs jointures. Lorsque la luxation est réduite, immobilisez pendant quelque temps la jointure, et ici encore les *Bandes adhésives* (253) trouvent une de leurs plus utiles applications.

Les *plaies* des articulations sont fort dangereuses; dès qu'une jointure se trouve ouverte, il faut obstruer immédiatement la plaie au moyen du *Taffetas vulnéraire* [au *collodion* (534), en attendant l'arrivée du chirurgien. Enfin la raideur des articulations se nomme *Ankylose* et réclame les soins d'un chirurgien.

**119. — Kératite.** — Inflammation de la *cornée transparente*, partie de l'œil qui est au-devant de l'iris. Le traitement de cette maladie est le même que celui de la *con-*

*jonctivite* (voyez ce mot). Elle laisse souvent après elle des *taies* ou *taches* qui peuvent empêcher la vision. On les fait disparaître au moyen d'un *collyre à l'Iodure de potassium* (314) ou d'insufflations de *Calomel* dans l'œil.

**120.—Kyste.** — Le Kyste est une poche renfermant quelque produit normal ou anormal, le plus souvent un liquide séreux. Les plus communs sont les *loupes*, les *kystes des paupières*, de l'*ovaire*, les *kystes hydatiques*. Ces maladies sont du ressort de la chirurgie.

**121. — Larmoiement** ou *Epiphora*. — J'observe dans la conjonctivite, le rhume de cerveau, la rougeole, en cas de corps étrangers dans l'œil, dans certaines paralysies et névralgies, ou bien lorsque les conduits lacrymaux sont obstrués. Dans ce dernier cas, on se trouve ordinairement en présence d'un accident scrofuleux qui nécessite le traitement par *l'Huile de foie de morue* ou mieux, la *Fucoglycine* (364). Dans tous les cas, l'oculiste doit indiquer le traitement chirurgical.

**122. — Laryngite**, *Inflammation du larynx*. - Elle reconnaît pour cause les refroidissements, l'inspiration de vapeurs irritantes, l'abus de la voix, les excès, la syphilis, la phthisie. La voix est enrouée, parfois éteinte; il y a ordinairement des crachats gris ,très épais et souvent complication de bronchite. L'*Inhalateur Lefort* (388) peut rendre les plus grands services dans cette maladie; employez, pour les inhalations, le liquide n° 1. En même temps, faites des applications révulsives sur la poitrine au moyen du *Thapsia* (540) et évitez de chanter et de parler. Le régime doit être très doux.

**123.—Lumbago,** *Mal de reins.*—Cette maladie survient à la suite de fatigues, d'efforts ou par refroidissement. Se purger avec l'*Eau-de-vie allemande* ou le *Citrate effervescent* (306); prendre ensuite un *bain* prolongé et garder le repos. Si la maladie persiste, *Vésicatoire volant* (543) sur la partie douloureuse, ou badigeonnages avec la *Teinture d'iode.*

**124. — Luxations.** — Voyez *Jointures.*

**125. — Mal de dents.** — Voyez *Dents.*

**126.—Maladies du cœur.**—Voyez *Cœur.*

**127. — Maladies de la peau.** — Voyez *Dartres, Eczéma, Erysipèle, Acné, Gale, Pellicules.*

**128. — Maladies de poitrine.** — Voyez *Bronchite, Fluxion, Pleurésie, Phthisie.*

**129. — Matrice.** — L'inflammation de matrice ou *métrite* donne lieu à des douleurs dans le bas-ventre, dans les aines et dans les reins. A l'état aigu, elle se traite par le repos au lit, les cataplasmes sur le bas-ventre, les grands bains. A l'état chronique, elle nécessite presque toujours les *cautérisations* au nitrate d'argent pratiquées par le médecin.

Les *engorgements de matrice* donnent lieu à des écoulements de nature diverse, parfois très fétides; ils nécessitent alors l'emploi de la *Solution de permanganate de potasse* (465) en injections.

Les déplacements ou chutes de matrice, si fréquents, nécessitent l'usage d'une *Ceinture ventrière* (289). On ne doit même pas attendre que cet accident se produise; les femmes qui ont le ventre volumineux, les nouvelles accouchées, doivent prendre la précaution de porter ces sortes de ceintures.

**130. — Maux de reins.** — Voyez *Lumbago*, *Gravelle*.

**131. — Maux de tête,** *Céphalalgie.* — Ils sont l'effet ordinaire d'une anémie ou d'un état nerveux excessif; quelquefois ils sont dus à la constipation, ou bien au rhumatisme, d'autrefois à la syphilis. Ils sont aussi l'apanage de la fièvre intermittente et précèdent ou accompagnent un grand nombre de maladies aiguës.

Pour combattre les maux de tête, appliquez
aux tempes, ou derrière les oreilles, une *Mouche
hypnotique* (433), prenez 10 centigrammes de
sulfate de quinine dans une *Capsule vide de
Le Huby* (280), avec une ou deux cuillerées de
*Chloral Bromuré* (299), et entretenez la
liberté du ventre au moyen du *Citrate effer
vescent* (306) ou des *lavements évacuants*.

**132. — Méningite,** *Inflammation des mé-
ninges.* — Maladie des plus graves, caractérisée
par des maux de tête violents, des vomissements, du délire. Les enfants y sont très sujets.
Elle nécessite les soins du médecin, que l'on
ne doit pas négliger de faire appeler aussitôt
la constatation d'un des symptômes signalés
plus haut.

**133. — Migraine.** — Tout le monde connaît
cette maladie, qui atteint de préférence les personnes nerveuses, anémiques. Pendant les accès, application d'une *Mouche hypnotique* (433)
à la tempe et une cuillerée de *Chloral Bromuré* de dix en dix minutes. Dans l'intervalle des accès, faire usage des *Sels de fer*
(357).

**134. — Moelle épinière.** — L'inflammation
de la moelle épinière se nomme *myélite* et produit la paralysie des membres inférieurs ou
*paraplégie.* Les médecins la traitent par l'ap-

plication de *vésicatoires* (543), *moxas, pointes de feu*, le long de la colonne vertébrale, et la *strychnine* ou *l'iodure de potassium* à l'intérieur.

**135.—Morsures.**—Les morsures des carnassiers félins, comme le chat, le chien, sont à craindre, surtout au point de vue de la *Rage* (voyez ce mot). Les morsures du cheval sont ordinairement suivies d'accidents graves et réclament les soins d'un chirurgien. Le traitement des morsures en général est le même que celui des plaies et blessures. Voyez *Vipère*.

**136. — Moules.** — Voyez *Empoisonnements*.

**137.—Muguet.**—Cette maladie consiste en une foule de petits points blancs qui tapissent l'intérieur de la bouche et la surface de la langue; elle survient chez les enfants et les personnes affaiblies par quelque maladie ancienne. On la traite au moyen des badigeonnages fréquents avec le *collutoire au borax* (264), les alcalins à l'intérieur, tels que *bicarbonate de soude, eau de chaux, carbonate de lithine effervescent* (415), etc.

**138.—Myopie.**—Lorsqu'on est obligé, pour lire, de se mettre à une distance inférieure à 30 centimètres, il y a *myopie*. Cette incommodité se traite au moyen de verres convenables choisis par un médecin-oculiste.

**139.—Nausées.** — Envies de vomir. Même traitement que le vomissement.

**140.— Nécrose.**—C'est la gangrène des os. Entièrement du ressort de la chirurgie, cette affection nécessite diverses opérations.

**141. — Néphrite**, *Inflammation des reins.* — Elle n'est ordinairement que la conséquence d'une *gravelle*, d'une *maladie de vessie* ou d'un *coup*. Elle peut survenir à la suite de l'application d'un *vésicatoire*; cet accident est très rare lorsqu'on a la précaution de n'employer que des *Toiles vésicantes* connues (543).

**142.— Nerfs.** — On confond souvent à tort, sous ce nom, les tendons avec les nerfs véritables. Les nerfs sont les organes qui président à la distribution du mouvement et de la sensibilité dans toutes les parties du corps. Voyez *Maladies nerveuses, Névralgies.*

**143. — Névralgies.**—Ce sont des douleurs violentes occupant le trajet d'un ou plusieurs nerfs. Elles siégent le plus souvent à la face, aux dents, entre les côtes, le long du nerf sciatique, etc. Appliquer une *Mouche hypnotique* (433) sur le point douloureux, un *Sinapisme* et même un *Vésicatoire*, prendre le *Chloral Bromuré* à haute dose, se purger avec un *Sel purgatif* (505) et surtout consulter le médecin, si la maladie est rebelle.

**144. — Névroses**, *Maladies nerveuses.* — Les principales sont l'*hystérie*, l'*épilepsie*, la *chorée* ou *danse de saint Guy*, la *gastralgie*. Rappelons ici comme moyens antinerveux : le *Chloral Bromuré*, les *Mouches hypnotiques*, le *Bromhydrate de Lithine effervescent* (415), les *Sels de quinine*.

**145. — Nostalgie**, *Mal du pays.* — C'est surtout aux moyens hygiéniques et au traitement moral qu'il faut recourir contre la *Nostalgie*. Mais on peut leur associer quelques remèdes dérivatifs et antinerveux comme *Purgatifs légers* (366), *Chloral Bromuré* (209).

**146. — Noyés.** — Voyez *Asphyxie.*

**147. — Obésité.** — Il n'est guère possible de lutter contre l'obésité autrement que par un régime spécial, qui consiste à s'abstenir de boissons fermentées, d'aliments farineux et de toute espèce de substances grasses. En même temps, faire le plus d'exercice possible. Il est inutile et même nuisible de chercher à se faire maigrir au moyen de médicaments.

**148. — Ophthalmie,** *Inflammation de l'œil.* — Elle se compose ordinairement d'une *conjonctivite*, avec *kératite* ou *iritis* (voyez ces mots). Le traitement, qui doit être dirigé par un médecin, se compose principalement de *sangsues*, *vésicatoires, purgatifs, collyres secs* (314), etc.

**149. — Obstruction.** — Ce mot sert à indiquer l'état d'un organe dans lequel la circulation des liquides est dévenue difficile, comme cela arrive pour le *foie* par exemple.

**150. — Œdème.** — Voyez *Hydropisie*.

**151. — Œil.** — Voyez *Yeux*.

**152.—Oppression.**—Ce symptôme est fort pénible et accompagne la plupart des affections des bronches, des poumons et du cœur. L'application d'une *Emplâtre de Thapsia* (540) ou d'un *Vésicatoire* (543) sur la poitrine soulage toujours en pareille circonstance.

**153.—Oreille.**—Les maux d'oreille sont parfois très douloureux et donnent lieu à des écoulements de matière. Employer un *Vésicatoire volant* (543) derrière les oreilles, ou des *Mouches hypnotiques* (433) si la douleur est vive; en même temps, faire une dérivation sur l'intestin au moyen d'un purgatif, et pratiquer des injections désinfectantes dans le conduit auditif avec la *Solution de permanganate de potasse* (465) si l'écoulement sent mauvais, sinon avec de l'*Eau de guimauve*.

**154.--Oreillons** ou *Parotides*.--Gonflement avec gêne considérable siégeant au-dessous des oreilles et le long de la mâchoire inférieure. Ils se montrent épidémiquement, au printemps et à l'automne, chez les enfants et les jeunes gens. Appliquer une *Emplâtre de Vigo* (240) sur la partie engorgée; se purger avec *Eau de sedlitz* ou *Sel de Pullna* (505).

**155.** — **Orgelet,** *Grain d'orge.* — C'est le furoncle du bord libre des paupières. Traitement : se purger avec une bouteille d'*Eau de sedlitz* ou de *Limonade; Cataplasmes de fécule de pommes de terre.*

**156.**—**Ovarite,** *Inflammation des ovaires.* — Elle donne lieu à une douleur assez vive avec pesanteur dans les côtés du bas-ventre. Cette maladie se traite par le repos, les bains, les cataplasmes et les *Purgatifs légers* (505).

**157.** — **Palpitations.** — Elles peuvent être dues soit à une anémie, soit à une affection du cœur, soit enfin à de mauvaises digestions. Voyez *Anémie, Cœur, Dyspepsie.*

**158.** — **Panaris,** *Inflammation du doigt.* — Cette maladie ne devient grave, la plupart du temps, que par la négligence des malades, qui attendent au dernier moment pour réclamer les soins du chirurgien. Dès qu'on commence à souffrir, il faut s'occuper du traitement. Beaucoup de panaris avortent au moyen d'onctions d'*Onguent napolitain* (437) ou d'une application de sangsues ; mais il est plus prudent de recourir de suite aux lumières du chirurgien.

**159. — Paralysie.** — Elle a pour effet de priver plus ou moins complètement la partie qui en est le siège de ses fonctions naturelles ; tantôt elle porte sur la sensibilité, tantôt sur le mouvement, tantôt sur les deux ensemble. D'autrefois, elle abolit ou diminue les facultés intellectuelles ou bien les fonctions des organes des sens.

Le traitement de la paralysie comprend des moyens locaux comme frictions, électricité, douches, *Vésicatoires* (543) et des moyens généraux comme *Strychnine*, *Noix vomique*, *Iodure de potassium*, *Purgatifs* répétés (505).

Dans les paralysies anciennes, entretenez la liberté du ventre au moyen d'*Huile de ricin* ou de deux doses de *Citrate effervescent* (306) chaque matin. En même temps, suivez un traitement alcalin à base de *Soude* ou de *Lithine* (415).

**160. — Parasites.** — Les parasites sont des êtres vivants, plantes ou animaux, qui vivent aux dépens d'un autre être vivant. Voyez *Gale*, *Poux*.

**161. — Paupières.** — L'Inflammation des paupières se nomme *Blépharite*. Voyez ce mot.

L'*Orgelet* ou *furoncle des paupières* se traite comme nous l'avons dit à son article.

Les *Kystes* des paupières peuvent se dissoudre en les humectant fréquemment avec de la salive ; s'ils résistent, faites-les opérer.

**162.— Pellicules,** *Pityriasis.* — C'est surtout au cuir chevelu que réside cette maladie. On les combattra au moyen de lotions au *Borax* (264) et d'onctions avec la *Pommade au précipité blanc* (482).

**163. — Périostite.** — Inflammation du périoste, membrane mince qui revêt la surface des os. Très souvent syphilitique, cette maladie donne lieu à des bosses ou grosseurs assez douloureuses, principalement la nuit. Il faut les recouvrir avec l'*Emplâtre de Vigo* et suivre un *traitement dépuratif* (512).

Lorsque la périostite est la suite d'un coup ou d'un accident, elle réclame les soins d'un chirurgien.

**164. — Péritonite,** *Inflammation du péritoine.* — Cette maladie est des plus graves ; aussi doit-on prendre les plus grandes précautions pour en éviter le développement chez les nouvelles accouchées, qui y sont assez sujettes. Ces précautions consistent en soins de propreté et repos suffisant après l'accouchement. Les injections au *Permanganate de potasse*

(465) sont fort utiles comme préservatif, et au moindre frisson, prendre immédiatement une ou deux doses de *Sulfate de quinine* en attendant l'arrivée du médecin. Enfin, dès que l'accouchée commencera à se lever, faites-lui porter une *Ceinture ventrière* (289).

**165. — Pertes de sang.** — Les pertes de sang en dehors des époques menstruelles, chez la femme, indiquent presque toujours un engorgement de l'utérus. Pendant les époques, les pertes abondantes indiquent une *anémie*, et après un retard, elles sont l'indice ordinaire d'une fausse couche. Quelle que soit la cause qui les produise, vous y remédierez par le repos au lit, les boissons acidules et froides, et l'administration, d'heure en heure, d'une *Dragée d'ergotine de froment* (347).

Pour prévenir ou combattre les pertes graves qui accompagnent ou suivent les accouchements, il n'est pas de moyen plus puissant que l'*Ergot de froment* (347), supérieur à celui de seigle.

**166.—Pertes blanches.—**Voyez *Flueurs blanches*.

**167. — Pharyngite,** — *Inflammation de l'arrière-gorge.* — Même traitement que l'*Angine*.

**168.—Phlébite,** *Inflammation des veines.* — Très fréquente chez les personnes atteintes de

varices aux jambes, on l'arrêterait presque toujours si l'on avait la précaution de porter un
*Bas à varices* (254). Le traitement alcalin, principalement aux *Sels de lithine* (415), est celui
qui convient le mieux aux personnes sujettes à
cette maladie.

**169.—Phlegmon,** *Inflammation du tissu
cellulaire sous-cutané.* — Il commence par un
empâtement assez étendu, du gonflement, puis
de la rougeur, de la chaleur à la peau ; les souffrances sont vives, la fièvre est violente. Cette
affection, parfois très grave, réclame les soins
du chirurgien.

**170. — Phlyctènes** *ou* **Cloches.** — S'observent le plus souvent aux pieds ou aux mains
à la suite de frottements répétés. Elles sont
aussi le fait des brûlures. Lorsqu'elles laissent
à leur suite le derme à nu, il faut remplacer
l'épiderme absent par le *Taffetas vulnéraire*
(534).

Les phlyctènes produites par l'action du vésicatoire seront percées avec une épingle ou
avec la pointe des ciseaux et pansées matin et
soir avec du *Papier brouillard* ou mieux du
*Papier compresse* (316), enduits de cérat.

**171.—Phthisie,** *Tuberculose.* — Vulgaire-
ment appelée *maladie de poitrine,* elle est due
à la formation de *tubercules* dans les poumons.

Ordinairement la conséquence d'un rhume négligé ; ayez la précaution, dès que vous toussez, d'appliquer un *Emplâtre de Thapsia* (540) sur la poitrine, vous l'éviterez souvent.

Une fois déclarée, la *phthisie* réclame un traitement énergique. Tous les médecins sont d'accord pour constater l'heureuse influence de *l'huile de foie de morue* sur la marche de cette maladie. Mais le remède est tellement répugnant, que beaucoup de personnes ne peuvent le prendre. Heureusement, nous possédons, avec la *Fucoglycine*, un moyen de la remplacer. Ce remède a tous les avantages de l'huile de foie de morue et n'en a pas les inconvénients. Dès qu'on soupçonnera l'existence des *tubercules*, ce qu'on doit toujours craindre dès qu'on tousse depuis longtemps, on doit se mettre de suite à l'usage de la *Fucoglycine*, dont on prolongera l'usage un mois ou deux encore après que la toux aura disparu. En même temps, placez un *Emplâtre de Thapsia* (540) sur la poitrine, et même un *Vésicatoire volant* (543) de 10 à 12 centimètres, si celle-ci est très irritée.

Il arrive quelquefois que l'on crache du sang au début de cette maladie. C'est encore le cas d'appliquer le *Thapsia* (540), et de prendre une *Dragée d'ergotine* d'heure en heure, en attendant le moment de se faire ausculter par le médecin, ce qu'il ne faut jamais négliger de faire en pareil cas.

Dans tous les cas de phthisie, faites des

inhalations de goudron, acide phénique camphré, teinture d'iode, etc., au moyen de l'*Inhalateur Le Fort* (388), et des badigeonnages de *Teinture d'iode* au-devant du larynx.

**172. — Piqûres.** — Êtes-vous piqué par un insecte, exprimez le venin au moyen d'une pression ou d'une succion suffisantes, puis cautérisez la piqûre avec de l'ammoniaque ou alcali volatil.

**173.— Pituite.—** Vomissements de glaires se produisant ordinairement le matin. Effet ordinaire d'une *gastrite* ancienne, la pituite guérit par le même moyen que celle-ci (89).

**174. — Plaies.** — Voyez *Blessures, Coupures, Ulcères.*

**175. — Pleurésie,** *Inflammation des plèvres.* — Elle consiste dans un épanchement d'eau dans la cavité des plèvres. Cette maladie, toujours grave, est souvent la suite d'un refroidissement ou d'une bronchite négligée; aussi l'éviterait-on bien souvent en plaçant, dès le début, un *Emplâtre de poix de Bourgogne,* ou mieux de *Thapsia* (510), sur la poitrine. Les médecins traitent cette maladie par les *Vésicatoires volants* 543) répétés, les *Sels de quinine* (525), l'*Iodure* *de potassium*, la *Digitale* et les dérivatifs sur l'intestin, tels que *Sels purgatifs effervescents* (505).

**176.** — **Pleurodynie,** *Point de côté.* — Même traitement que la *Névralgie* (143).

**177.** — **Polypes.** — Ce sont des tumeurs pédiculées qui se forment de préférence dans le nez, l'arrière-gorge, le larynx, le rectum, la matrice, etc. Elles ne guérissent qu'au moyen d'une opération.

**178.** — **Poux.** — Le plus sûr moyen de s'en débarrasser, ce sont les onctions d'*Onguent gris* et les soins de propreté. C'est une erreur de croire qu'ils contribuent à l'entretien de la santé.

**179.** — **Presbytie.** — C'est le contraire de la *myopie*. Dans la presbytie, on ne voit bien que les objets placés au loin. Cette infirmité, due aux progrès de l'âge, ne réclame d'autres soins que l'usage de verres convenables.

**180.** — **Pustule maligne,** *Anthrax malin, Charbon.*—Cette affection est produite par la piqûre d'un insecte chargé de virus charbonneux. Elle est souvent mortelle. Aussi ne saurait-on prendre trop de précautions pour veiller à l'enfouissement des animaux morts, sur lesquels les mouches et autres insectes vont puiser les virus de maladies qu'ils transmettent ensuite à l'homme. Piqué par un insecte, on doit cautériser la piqûre au moyen de l'alcali volatil, et si l'aspect de celle-ci ne paraît pas satisfaisant, recourir de suite aux lumières du médecin.

**181. —Pylore.** — Orifice droit de l'estomac. Le pylore est le siège le plus ordinaire du cancer à l'estomac.

**182. — Rachitisme,** *Nouure.* — Maladie des os, qui sont trop mous, se courbent et se déforment. De mauvaises conditions hygiéniques, un tempérament lymphatique ou scrofuleux en sont les causes ordinaires. Le grand remède de cette maladie est *l'huile de foie de morue* ou mieux la *Fucoglycine* (364), que l'on doit donner tous les jours avec persévérance pendant longtemps, car cette maladie nécessite des mois et même des années d'un traitement suivi. L'usage d'une préparation de *Phosphate de chaux* et un *Appareil orthopédique* pour redresser la partie difforme sont de bons adjuvants.

**183.—Rage,** *Hydrophobie.* —Maladie transmissible des animaux à l'homme; elle se développe spontanément chez le chien, le chat, le loup, etc. Une fois déclarée, elle est mortelle. Il n'y a qu'un remède, c'est la cautérisation avec le *fer* *rouge* faite aussitôt que possible et le plus profondément possible. Pendant que le fer chauffe, on exprime la plaie pour faire sortir la bave et le sang, et on la lave avec de l'eau aiguisée d'ammoniaque ou de sel, ou pure.

**184.—Règles,** *Menstrues.* **—**La difficulté ou l'irrégularité de la menstruation est ordinairement un signe de *chlorose* ou d'*anémie*. L'emploi combiné des amers, tels que *Quassia de Bellin* (485), *Vin de quinquina* (489) ou *Elixir de Surinam* (486), et des préparations de *Fer* font facilement justice des troubles menstruels, mais il faut avoir soin de faire le traitement très régulièrement et sans interruption pendant deux mois au moins.

Si les règles sont très abondantes, de manière à constituer une véritable perte, on prendra d'heure en heure une *Dragée d'ergotine de froment* (367), et enfin, si elles sont douloureuses, une cuillerée de *Chloral Bromuré* (299) de demi-heure en demi-heure. Beaucoup de femmes, sujettes à souffrir à ces époques, se trouvent bien de porter une *Ceinture ventrière* (289).

**185.—Refroidissements.—**Les refroidissements sont une des causes les plus fréquentes de maladies; aussi doit-on les éviter avec soin ou réagir contre leur influence. L'usage de vêtements chauds et secs, l'habitation de locaux à l'abri de l'humidité et des courants d'air, le soin de ne pas se découvrir lorsque le corps est en sueur, sont les moyens les plus propres à éviter les refroidissements. Les boissons chaudes et stimulantes, les frictions sèches ou à l'alcool camphré, un exercice violent sont, à défaut de la chaleur du foyer, les meilleurs moyens de réagir contre le refroidissement.

**186. — Reins. —** V. *Gravelle, Lumbago.*

**187. — Rétention d'urine. —** Si elle est accidentelle, elle cède ordinairement aux *Bains, Cataplasmes,* onctions d'*Huile de camomille camphrée* sur le ventre. Si elle persiste, on doit recourir à la sonde, mais en s'éclairant des conseils du médecin.

Si elle est habituelle et ancienne, prenez de la tisane de *Bourgeons de sapin,* du *Sirop de goudron* ou de *térébenthine,* mais surtout adressez-vous au médecin sans attendre, car dans ces circonstances le mal fait de rapides progrès.

Lorsque la maladie est due à la présence de graviers ou de calculs urinaires, les *Sels de lithine* sont indiqués.

**188. — Rétrécissements. —** Les rétrécissements du canal, ordinairement la suite de blennorrhagies anciennes ou des progrès de l'âge, se traitent au moyen de la sonde, pour l'usage de laquelle il faut s'éclairer des conseils du médecin.

Les rétrécissements du rectum apportent une assez grande difficulté dans l'acte de la défécation et nécessitent l'usage quotidien de purgatifs légers, tels que *Sels purgatifs effervescents* (505).

**189.—Rhumatisme.**— Cette maladie affecte les organes qui sont formés de tissu fibreux ou musculaire, comme jointures, tendons et muscles, ou ceux qui en contiennent, comme cœur, bronches, plèvres, estomac, vessie, etc.

Dans le traitement du rhumatisme, on emploie beaucoup les préparations de *Quinine* (488), les purgatifs salins comme *Citrate effervescent* (306), et surtout les alcalins, en tête desquels nous plaçons les *Sels de lithine effervescents* (415), principalement le *Salycilate.*

Sur les points douloureux, on place tantôt les *Mouches hypnotiques* (433), tantôt les *vésicatoires volants* (543). Enfin, sur les jointures qui restent le siège d'un gonflement peu douloureux mais persistant, appliquez à demeure un *Emplâtre de Vigo* (515).

**190. — Rhume. —** V. *Bronchite, Coryza.*

**191.—Roséole.—** Eruption de taches roses sur la peau, maladie sans gravité. Prendre une ou deux doses de *Citrate effervescent* (306).

**192. — Rougeole.** — Fièvre éruptive, spé-ciale à l'enfance, qui nécessite le repos au lit, la diète, les tisanes sudorifiques comme *Bourrache*, ou pectorales comme *Mauve* ou *Coquelicot*. Toute toux qui persiste après la rougeole mérite une surveillance particulière et les soins du médecin.

**193. — Saignement de nez. — V.** *Epistaxis.*

**194. — Salivation.** — Elle survient quelquefois spontanément, mais plus souvent à la suite d'un traitement mercuriel. Traitez-la au moyen des *Pastilles de chlorate de potasse*, douze à quinze par jour, et des badigeonnages de jus de citron sur les gencives.

**195. — Scarlatine.** — Fièvre éruptive accompagnée d'un mal de gorge plus ou moins violent, avec maux de tête, vomissements. Elle est toujours assez sérieuse pour ne pas négliger d'appeler le médecin, car la plus petite imprudence peut devenir fatale, surtout pendant la convalescence.

**196. — Scorbut.** — Une nourriture insuffisante, de mauvaises conditions hygiéniques, sont les causes habituelles de cette maladie, qui sévit principalement dans les armées en campagne, dans les villes assiégées, à bord des vaisseaux.

Les principaux symptômes sont : une grande faiblesse avec tristesse et découragement, des hémorrhagies, des abcès, le gonflement et le ramollissement des gencives. Comme traitement : nourriture saine et fortifiante, *Fer* et *Quinquina*.

**197. — Scrofule**, *Ecrouelles*, *Humeurs froides*. — C'est une anémie spéciale survenant par suite de mauvaises conditions hygiéniques ou de l'hérédité. Elle donne lieu à une foule de maladies, dont les principales sont les *abcès froids*, diverses affections des os et des jointures, des éruptions de *gourme*, des *ulcères*, des écoulements d'humeurs, etc. On lui oppose généralement l'*Huile de foie de morue*; mais ce médicament est tellement répugnant, que beaucoup de malades ne se soignent pas. Dans ces circonstances, il faut recourir à la *Fucoglycine* (364), qui possède toutes les propriétés de l'huile de foie de morue et est très facile à prendre. Joignez-y une nourriture et une hygiène convenable, des bains salés. Si l'appétit fait défaut, recourez aux amers tels que *Quassia amara* (485), *Elixir de Surinam* (486), et aux préparations de *Fer* et de *Quinquina*.

**198. — Sein.** — Les *gerçures et crevasses* du sein sont une cause fréquente d'abcès; aussi doit-on y porter remède au plus tôt. Servez-vous d'un *bout de sein* pour allaiter ou cessez d'allaiter du côté malade; appliquez deux ou trois fois par jour, à l'aide d'un pinceau, de la *Teinture de benjoin*.

Les *engorgements du sein* qui ne cèdent pas à l'emploi des pommades fondantes telles que celle à l'*Iodure de potassium*, réclament l'intervention du chirurgien.

Les *douleurs, élancements, névralgies du sein* nécessitent l'application d'une *Mouche hypnotique* et trois ou quatre cuillerées à bouche de *Chloral Bromuré* par jour.

Le *Cancer* du sein nécessite l'opération, à moins qu'il ne soit trop avancé. S'il est ulcéré, on le pansera avec la *Solution de permanganate de potasse* (465), qui enlève toute mauvaise odeur.


**199. — Sevrage.** — L'époque du sevrage varie selon les circonstances; il ne doit être pratiqué que lorsque l'enfant est déjà capable de s'alimenter avec autre chose que le lait maternel; c'est vers l'âge de dix à quatorze mois que cette condition se trouve généralement remplie. On doit sevrer l'enfant brusquement et choisir, pour le faire, le moment où le travail de la dentition ne le fait pas souffrir; s'il est souffrant ou indisposé, il faut attendre. Commencez par alimenter l'enfant avec des potages et des bouillies très légers, pris avec modération, tout en continuant l'usage du lait. La mère se purgera avec quelque purgatif doux comme *Huile de ricin, Sels purgatifs effervescents* (505) et fera usage de tisane de menthe poivrée à la dose de deux ou trois tasses par jour. Les seins seront enveloppés d'ouate, et s'ils sont douloureux, enduits deux ou trois fois par jour d'*Onguent populeum*.

**200. — Soif.** — L'augmentation de la soif, lorsqu'elle n'est pas l'effet de la fièvre, est presque toujours l'indice d'une maladie des fonctions de nutrition, comme le *diabète* ou l'*albuminurie*; encore faut-il pour cela qu'elle soit habituelle.

**201. — Sommeil.** — Voyez *Insomnie*.

**202. — Spasmes.** — Les spasmes de l'estomac sont produits par des gaz. On les fait disparaître en prenant après chaque repas une dose de *Sel de Vichy effervescent* (506) et, trois fois par jour, une cuillerée de *Chloral Bromuré* (299).

**203. — Squirrhe.** — Variété de cancer. Voyez *Cancer*.

**204. — Stomatite**, *Inflammation de la bouche.*—Ordinairement liée à une gastrite, elle nécessite l'usage du *Sel de Vichy* (506), une dose après chaque repas; les badigeonnages avec du *Miel rosat* et du *Borax*, et les lotions d'*Eau de guimauve*.

**205.—Strabisme,** *Loucherie.*—Déviation du globe de l'œil. Elle nécessite une opération dite du *strabisme.* S'il existe des signes de lymphatisme ou de scrofule chez les enfants qui en sont atteints, on arrivera souvent à guérir cette maladie en donnant la *Fucoglycine* (364), mais il faut s'y prendre dès le début.

**206. — Suette,** *Fièvre miliaire.* — Sorte de fièvre éruptive accompagnée de sueurs abondantes. Employez surtout dans cette maladie les préparations de *Quinine* (488).

**207. — Sueurs.** — Les sueurs abondantes s'observent dans les fièvres, chez les personnes obèses ou chez celles qui sont affaiblies, d'autrefois à la suite d'affections de poitrine. Fort pénibles et ordinairement fort tenaces, elles ne cessent qu'avec la cause qui les produit.

Contre la *sueur des pieds,* prenez des bains de pieds d'*Eau phéniquée,* et s'il existe de la mauvaise odeur, lavez les pieds, matin et soir, avec la *Solution de permanganate de potasse* (465) étendue d'eau.

**208. — Surdité.** —Souvent incurable, à moins qu'elle ne soit la conséquence d'une obstruction du conduit auditif par quelque corps étranger ou par un bouchon de *cerumen,* on peut espérer cependant l'améliorer et même la guérir dans un certain nombre de cas en faisant des dérivations répétées sur l'intestin et des révulsions sur la peau. A cet effet, purgez-vous légèrement et souvent, en prenant chaque matin une cuillerée à café de *Teinture purgative*, et appliquez des *Vésicatoires* (543) derrière les oreilles : ces vésicatoires seront entretenus pendant quelque temps.

**209. — Syncope,** *Evanouissement.* — Les personnes nerveuses et les anémiques y sont fort sujettes ; aussi doivent-elles se soumettre au traitement antinerveux par le *Chloral Bromuré* (209) et aux fortifiants tels que *Sels de fer* (357), *Quinquina*, *Élixir de Surinam* (486). Au moment de la syncope, projettez de l'eau froide sur le visage, placez le malade au grand air, faites des frictions énergiques et appliquez des sinapismes ou un fer chaud sur la peau.

**210. — Taches hépatiques.** — On appelle ainsi des taches jaunâtres survenant à la peau chez les individus atteints de maladie de foie. Voyez *Foie*.

**211. — Tartre des dents.** — L'accumulation du tartre sur le bord des gencives est presque toujours l'indice d'une inflammation de ces organes.

Indépendamment des soins de propreté qui consistent à enlever le tartre et tenir les dents propres, il faut suivre un régime de nourri-

turo très doux et observer les recommandations faites à l'article *Gastrite*. Les personnes
dont les dents s'entourent facilement de tartre,
sont en effet presque toujours atteintes de gastrite.

**212. — Teigne.** — Affection du cuir chevelu
rebelle et difficile à guérir. Parmi les moyens
efficaces, nous recommandons les onctions
faites matin et soir au moyen de la *Pommade
au précipité blanc* (482).

**213—. Tétanos.** — Affection des plus graves
se déclarant parfois spontanément, d'autrefois à
la suite d'une blessure. Elle consiste dans une
contracture des muscles avec rigidité considérable. Très souvent mortelle, elle nécessite
l'assistance du médecin.

**214. — Torticolis.** — Contracture douloureuse des muscles du cou, produisant la rigidité
de celui-ci et la déviation de la tête. Souvent de
nature rhumatismale, on lui oppose les *Sinapismes* répétés ou les *Vésicatoires volants* (543),
le *Salycilate de lithine* (415), la *Quinine*, etc.

**215. — Toux.** — La toux est ordinairement
la conséquence d'une affection des *voies respiratoires* et réclame les soins du médecin lorsqu'elle est de quelque gravité. La méthode
révulsive rend les plus grands services dans le

traitement de toutes les espèces de toux. La *Teinture d'iode*, les *Emplâtres de Thapsia* (540) et les *Vésicatoires* (543) sur la poitrine, sont les moyens généralement employés. Enfin, l'*Inhalateur Le Fort* (388) est indiqué dans un grand nombre de cas, surtout dans les affections chroniques.

**216. — Tumeurs.** — Les tumeurs sont du ressort de la chirurgie. Lorsqu'elles sont ulcérées, on les panse avec le *Papier-compresse* (316) humecté de *Solution du permanganate de potasse* (388) pour éviter la mauvaise odeur et comme antiputride.

**217. — Tumeurs blanchies.** — C'est une affection des plus graves siégeant dans les jointures, qui réclame des applications de *Vésicatoires* (543), l'*Huile de foie de morue*, ou mieux la *Fucoglycine* (364) à l'intérieur. Pour obtenir la guérison par l'immobilisation de la jointure malade, ayez recours aux *Bandes adhésives* (253).

**218. — Ulcères.** — Les ulcères scrofuleux et syphilitiques sont les plus fréquents. Recouvrez-les de bandelettes d'*Emplâtre de Vigo* (515) et suivez un traitement interne approprié.

Les *ulcères des jambes* sont fréquents chez les personnes atteintes de *varices* : pour les éviter on doit porter constamment un *Bas élastique* (254) convenable. Ces ulcères, ainsi que ceux qui se produisent chez les vieillards par les seuls effets de l'âge, nécessitent le repos au lit et le pansement avec une poudre absorbante comme *Poudre de tan* (295) ou *Amidon*, ou l'application de bandelettes d'*Emplâtre de Vigo* (515), de feuilles de *Plomb laminé.*

**219. — Urines.** — Les urines rares et chargées, lorsqu'elles ne sont pas l'effet de la fièvre, si elles déposent du sable, indiquent la nécessité d'un traitement alcalin, principalement au moyen de *Carbonate de lithine* (415).

Les urines pâles et décolorées indiquent un état nerveux et de l'anémie et veulent l'emploi du *Chloral Bromuré* (299) et des *Sels de fer* (357).

Les urines sanguinolentes demandent l'emploi des hémostatiques, comme *Dragées d'ergotine de froment* (347), *Perchlorure de fer*, etc.

Les urines mousseuses indiquent la présence de l'albumine. Voyez *Albuminurie.*

**220. — Urticaire,** *Fièvre ortiée.*— Eruption de plaques rouges sur la peau avec démangeaisons, comme si l'on avait été piqué avec des orties. Cette maladie peu grave cède au traitement suivant : prendre après chaque repas une cuillerée à café de *Bicarbonate de* *soude* ou de *Sel de Vichy effervescent* (506); se purger chaque matin avec un verre d'*Eau de sedlitz.*

**221—. Vapeurs.** — Synonyme d'*Hystérie, Attaques de nerfs.* Voyez ces mots.

**222. —Varicelle,** *Petite vérole volante.* — Eruptions de vésicules remplies d'un liquide transparent, précédées d'un peu de fièvre. Maladie très bénigne qui ne nécessite que le repos pour tout traitement.

**223. — Varices,** *Dilatation des veines.* — C'est aux membres inférieurs principalement qu'on les observe. Dès que les veines deviennent variqueuses, prenez immédiatement la précaution de porter un *Bas élastique* (254) convenable, c'est le seul moyen d'empêcher la maladie de faire des progrès et d'éviter des accidents. Voyez *Phlébite, Ulcères.*

**224. Varicocèle,** *Varices du cordon testiculaire.* — Lorsqu'elles ne sont pas douloureuses, contentez-vous de porter un suspensoir. Sinon, une opération devient nécessaire.

**225. — Variole,** *Petite vérole.* — Fièvre éruptive, précédée de malaises, fièvre, vomissements, maux de reins, etc. L'éruption consiste en des petites taches se transformant en pustules, qui après avoir suppuré, sèchent et se détachent sous forme de croûtes. Elle est contagieuse et atteint de préférence les personnes non ou mal vaccinées, ou celles qui ne l'ont pas été depuis longtemps. Le seul préservatif est la *vaccine*. Pendant le traitement de cette maladie, usez de boissons sudorifiques comme *Bourrache* ou *Violette*, de laxatifs légers comme *Sels purgatifs effervescents* (505), et de *Sels de quinine* (488). Pour éviter la formation des marques ou cicatrices, appliquez sur le visage des bandelettes d'*Emplâtre de Vigo* (515).

**226. — Vents.** — Les vents trop abondants sont un signe de *dyspepsie*. On les combat au moyen d'infusions d'*Anis*, de *Tilleul* ou de *Camomille*, de *Pastilles de charbon*, de frictions d'*Huile camphrée* sur le ventre.

**227. — Verrues.** — Pour les faire disparaître, il suffit de déposer dessus, chaque jour, une goutte d'*Eau forte* (284). Mais il faut employer celle-ci avec prudence, de manière à ne pas dépasser les limites de la partie à détruire.

**228. — Vers.** — Les plus communs sont les *lombrics* que détruisent l'*Absinthe* (233), la *Santonine* (501), ou le *Semen contra* (507).

Les *ascarides* sont de petits vers blancs qui siègent au fondement et causent de vives démangeaisons. Des lavements d'eau sucrée, ou des applications de *Pommade camphrée* les détruiront bien vite.

Le *tænia* ou *ver solitaire* se compose de morceaux aplatis et articulés les uns au bout des autres. On s'en débarrasse avec le *Kousso* (320), l'*Extrait de fougère mâle* (362), ou l'*Ecorce de racine de grenadier* (378).

**229. — Vertige.** — Dans la plupart des cas, cet accident est dû à un mauvais état de l'estomac. Prenez, après chaque repas, une dose de *Sel de Vichy effervescent* (505) et dans la journée deux ou trois cuillerées de *Chloral Bromuré* (299).

**230. — Vessie.** — C'est le réservoir destiné à recevoir l'urine. Son inflammation se nomme *Cystite.* Voyez ce mot.

La faiblesse de la vessie produit l'*incontinence d'urine.* Pour la combattre usez de fortifiants tels que *Fer et Quinquina, Bains, Douches et Chloral Bromuré*, le soir en se couchant. Voyez *Catarrhe, calculs.*

**231. — Vipère.** — Toute morsure de vipère doit être immédiatement cautérisée avec l'*Ammoniaque ou Alcali volatil.* Rarement mortelles dans nos pays, ces morsures occasionnent parfois des accidents généraux assez intenses, des syncopes entre autres. Pour les prévenir ou les combattre, prenez l'*Ammoniaque* à l'intérieur, à la dose de dix à douze gouttes dans un verre d'eau.

**232. — Vomissements.** — Les *vomissements alimentaires* sont avantageusement combattus au moyen du *Sel de Vichy effervescent* (506) ou du *Bicarbonate de soude* après chaque repas. S'ils sont violents, appliquez un *Vésicatoire* (543) au creux de l'estomac.

Les *vomissements de glaires* nécessitent l'usage d'un purgatif léger, deux doses de *Sel purgatif effervescent* (505), par exemple, tous les matins, ou une cuillerée à café de *Magnésie*.

Les *vomissements nerveux* cèdent à l'emploi du *chloral bromuré* (299).

Les *vomissements de sang* réclament l'emploi des *Dragées d'ergotine de froment* (347), du *Ratanhia* ou du *Perchlorure de fer*.

**232 bis.—Yeux.** — Les maladies des yeux, beaucoup mieux connues qu'autrefois, sont très souvent l'expression d'une maladie générale, comme, anémie, scrofule, syphilis. Voyez ces mots.

Dans le traitement local des affections des yeux, on emploie avec beaucoup de succès les *Collyres secs* (314), d'un maniement plus facile et d'une conservation plus certaine que les collyres liquides.

# DEUXIÈME PARTIE

## PHARMACIE

**233. — Absinthe.** — On emploie en médecine la *Grande absinthe* ou *Absinthe commune*, sous forme de vin et en tisane, comme tonique, apéritive et emménagogue. L'*Absinthe marine* ou *Sanguenitte* est plus spécialement employée comme vermifuge, à la dose de 10 à 15 grammes en tisane.

**234. — Acide azotique,** *Acide nitrique,* *Eau forte.* — C'est un caustique très énergique qui exige les plus grandes précautions. Il sert à détruire les verrues.

**235. — Acide phénique.** — Caustique, antiputride et désinfectant, employé principalement sous forme d'*Eau phéniquée*, à la dose de 5 pour 100 d'eau pour l'usage externe, et de 1 pour 1,000 à l'intérieur.

Le *Sirop phéniqué*, qui renferme 1 gramme d'acide par litre, s'emploie contre les toux anciennes, et comme antimiasmatique.

La *Pommade phéniquée* se recommande contre les engelures, dartres et pellicules.

**236.— Albumine,** *blanc d'œuf.*—Trois ou quatre blancs d'œufs, délayés et non battus dans un litre d'eau sucrée et aromatisée avec de l'eau de fleurs d'oranger, constituent l'*Eau albumineuse*, excellente boisson en cas de diarrhée ou d'empoisonnement.

**237.—Alcali volatil.**—V. *Ammoniaque.*

**238.—Alcool,** *Esprit de vin.*— Il sert pour une foule de préparations chimiques et pharmaceutiques, sert aussi pour pansements.

**239. — Alcool camphré. —** V. *Camphre.*

**240.—Aloès.—**Purgatif drastique dont l'effet se porte principalement sur le gros intestin ; il provoque aux hémorrhoïdes. Un excellent moyen de prendre ce médicament d'un goût fort désagréable, est de l'enfermer dans une *Capsule vide Le Huby* (280).

**241. — Alun.** — L'*Alun calciné* s'emploie comme caustique pour détruire les végétations.

L'*Alun en poudre* entre dans la composition des gargarismes astringents à la dose de 1 à 2 grammes. Il sert aussi à faire des injections vaginales contre les *flueurs blanches* et les *écoulements blennorrhagiques* chez la femme.

**242. — Amadou.** — C'est l'agaric du chêne, battu et assoupli au maillet. Il sert pour arrêter le sang.

**243. — Amidon,** *Empois.* — La *poudre d'amidon* est adoucissante; elle calme les cuissons, démangeaisons.

Pour les bains, la dose est de 4 kilos d'amidon par bain d'adulte.

**244. — Ammoniaque liquide,** *Alcali volatil.* — Il sert à cautériser les piqûres et morsures vénimeuses, aussi entre-t-il dans la composition de toutes les *Pharmacies de poche* (467). A l'intérieur, dix gouttes, dans un verre d'eau sucrée, passent pour dissiper l'ivresse.

**245. — Anis.** — *L'Anis vert* et *l'Anis étoilé* sont efficaces contre les vents. On les prend en dragées ou en infusion.

**246. — Armoise.** — Plante stomachique apéritive et emménagogue. N'est employée qu'en tisane à la dose de 20 grammes par litre d'eau bouillante.

**247.** — **Arnica**, *Souci des Alpes.* — La fleur d'arnica est fort utile comme vulnéraire. On en fait une teinture et surtout un *Taffetas vulnéraire* (534) d'un emploi fort commode.

**248.** — **Arsenic.** — Ne s'emploie en médecine que sous formes *d'arséniates*, dans le traitement des maladies de la peau et des voies respiratoires. A dose médicamenteuse, c'est un médicament héroïque et nullement dangereux.

**249.** — **Atropine.** — Principe actif de la *Belladone.* Convient principalement pour dilater la pupille, et dans le traitement des maladies des yeux. Les collyres d'atropine s'altèrent rapidement, à l'exception des *Collyres secs* (314); c'est sous cette forme qu'il est le plus commode et le plus avantageux de l'employer.

**250.** — **Axonge.** — Graisse de porc purifiée pour l'usage pharmaceutique.

**251.** — **Azotate**, *Sel de nitre.* — Un ou deux grammes dans une tasse de tisane de chiendent, pour augmenter les urines.

**252.** — **Bains.** — Les *bains froids* sont fortifiants, mais il faut les prendre très courts.

Les *bains tièdes*, de 25 à 30°, sont calmants et fortifiants, et peuvent durer de une demi-heure à une heure.

Les *bains chauds*, dont la température est supérieure à 33°, sont affaiblissants et doivent être employés avec précaution.

On prend des *bains secs*, avec le son, le sable, l'avoine, les briques chauffées, pour provoquer la transpiration.

Les *bains de vapeur*, les *fumigations*, les *bains gazeux* varient beaucoup comme durée et température; ils auront diverses propriétés en y ajoutant des médicaments comme *soufre*, *cinabre*, *benjoin*, *plantes résineuses ou aromatiques*.

Les *bains locaux* comprennent les bains de pieds ou *pédiluves*, les bains de mains ou *manuluves* et les *bains de siège*.

Les *bains médicinaux* les plus usités sont les *bains de Barèges*, de *gélatine*, de *carbonate de soude*, de *sublimé*, etc.

**253.—Bandes adhésives inamovibles.** —Ces bandes, préparées à la maison Leperdriel, servent à confectionner des appareils, dans tous les cas où l'on a besoin d'immobilisation, comme dans les *fractures*, *entorses*, *tumeurs blanches*, *luxations*, *déviations*, et *opérations* diverses. Longue de 8 mètres sur une largeur de 4 centimètres, la bande se coupe de la longueur qu'on veut; trempez-la, après l'avoir déroulée dans de l'eau froide, ou mieux tiède, dans du vin ou dans de l'eau alcoolisée, puis roulez-la en un seul cylindre, et appliquez-la comme une autre bande, en ayant soin de lisser la surface, après chaque tour, à l'aide de la paume de la main. Dans les fractures, on obtient l'immobilisation instantanée avec trois ou quatre tours de bande. Les attelles ne servent qu'autant que la dessication n'est pas achevée. Ces bandes ne contiennent aucune substance irritante et sont fort appréciées des chirurgiens, pour la commodité et la sûreté de leur emploi.

**254. — Bas varices. —** 1° *Bas élastiques.* C'est à M. F. Le Perdriel que l'on doit la création de l'industrie du bas élastique, aujourd'hui si importante. Les *Bas Le Perdriel* constituent un véritable et presque toujours unique moyen de guérison contre les varices, l'œdème ou enflure des membres inférieurs, les foulures, entorses, relâchement ou faiblesse des jointures. Ils laissent la transpiration s'effectuer en toute liberté, et favorisent la circulation du sang au lieu de l'entraver, grâce à la perfection atteinte dans leur fabrication. Celle-ci comprend deux genres de tissus : A, l'un dans lequel la compression se fait en largeur et en longueur et qui convient pour les fortes varices, les longues marches et les fatigues; B, l'autre, plus doux ayant plusieurs degrés de force, de manière à répondre à toutes les susceptibilités et dont la compression s'exerce circulairement.

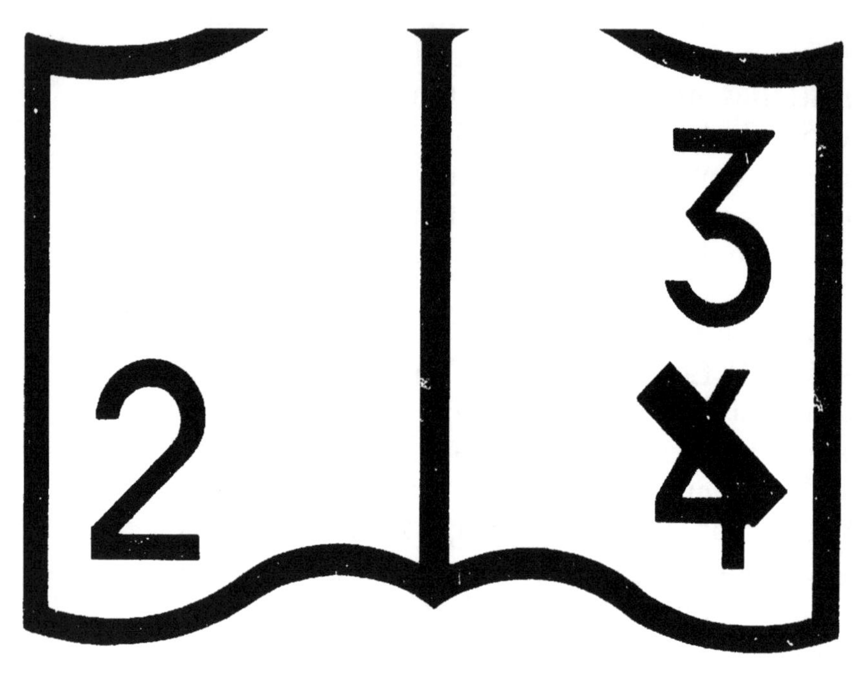

2° *Bas lacés.* — D'un usage très restreint, depuis la fabrication des bas élastiques, ils conviennent cependant lorsqu'il y a complication de plaies ou de contusions nécessitant la présence d'un pansement, et se fabriquent à la maison Leperdriel, concurremment avec les précédents.

**255. — Baumes.** — Médicaments simples ou composés, plus généralement employés pour l'usage externe. Les plus connus sont :

Le *Baume nerval* ou *Onguent nervin,* contre les douleurs.

Le *Baume oppodeldoch.* Même usage.

Le *Baume du commandeur,* contre les plaies, coupures, blessures. Il a reçu une de ses applications les plus heureuses dans l'invention du *Taffetas vulnéraire* (534).

Le *Baume Tranquile,* huile calmante usitée contre les douleurs des jointures, les maux d'oreille.

Le *Baume de tolu,* qui sert à faire le sirop du même nom.

Le *Baume de copahu,* employé contre la gonorrhée, etc., etc.

**256. — Belladone.** — Toutes les parties de cette plante sont vénéneuses. Elles jouissent de propriétés calmantes et antinévralgiques.

Le principe actif de la Belladone est *l'Atropine,* fort utile dans le traitement des maladies des yeux. Voyez *Collyres secs.*

**257. — Benjoin.** — Substance employée en teinture, pour son odeur agréable, et contre les gerçures du mamelon.

Le *Lait virginal* se compose de : *Eau de roses*, 500 gr.; *Teinture de benjoin*, 10 grammes. Pour la toilette et contre les taches de rousseur.

**258. — Beurre de cacao.** — Il sert à faire des suppositoires, soit seul, soit associé à d'autres substances, et contre les gerçures.

**259. — Bicarbonate de soude,** *Sel de Vichy.* — Il existe à l'état naturel dans certaines eaux minérales comme *Vals*, *Vichy*, etc. Fort efficace dans les maladies de foie, d'estomac, dans la gravelle, la goutte, le rhumatisme, on l'emploie au repas, mélangé à l'eau rougie ou au vin.

Le *Sel de Vichy effervescent de Le Perdriel* est la forme la plus agréable et la plus commode pour prendre le médicament. On le délivre en flacons de 20 doses représentant chacune exactement un verre d'eau de Vichy. Il a sur cette dernière l'avantage de se conserver mieux et de se transporter facilement.

Les *Pastilles de Vichy* étant presque toujours aromatisées avec des substances excitantes, n'offrent pas les avantages qu'on serait en droit d'attendre de leur usage.

**260. — Biscuits purgatifs.** — Ces biscuits

4

sont d'un emploi fort commode dans la médecine des enfants; ils sont fabriqués avec la *Scammonée*.

**261. — Biscuits vermifuges.** — Les uns sont fabriqués avec le *Calomel*, les autres avec la *Santonine*. Ces derniers sont préférables.

**262.—Bismuth,** *Sous-nitrate de bismuth*. Il entre dans la préparation de potions et d'opiats contre la diarrhée. Les prises de bismuth seul ou associé à la magnésie, à la rhubarbe, etc., et enfermées dans des *Capsules vides de Le Huby* (280), se donnent contre les maux d'estomac, les gaz, la dyspepsie. C'est un bon médicament, absolument inoffensif.

**263.—Bols.** — Ce sont de grosses pilules de consistance molle, destinées à faciliter l'administration des poudres médicinales. Leur usage devient de plus en plus restreint depuis l'invention des capsules. Voyez *Capsules vides* (280).

**264.—Borax,** *Borate de soude.*—Associé au miel ou au miel rosat, ce sel sert à badigeonner les aphthes, le muguet, les ulcérations buccales. S'emploie aussi en gargarismes et en collyres, comme détersif.

**265.—Bougies.**—Petites tiges cylindriques que l'on introduit dans le canal de l'urèthre, soit pour y porter des substances médicamenteuses, soit pour le dilater.

**266. — Boules de Nancy.** — Préparation ancienne, fort usitée autrefois comme vulnéraire et anti-chlorotique. On les mettait tremper dans du vin blanc.

**267. — Bourgeons de sapin.** — Grâce aux principes résineux et aromatiques qu'ils renferment, ils sont utiles contre les toux anciennes, les catarrhes, dans les maladies urinaires, sous forme de tisane, (20 grammes par litre d'eau bouillante) et de sirop, (trois à quatre cuillerées par jour).

**268. — Bourrache.** — Plante sudorifique et diurétique, fort usitée en tisane dans les fièvres éruptives, telles que variole, rougeole, etc. Infusion de 10 grammes par litre.

**269. — Bromure de potassium.** — Ce sel s'emploie contre les affections nerveuses à la dose de 1 à 4 grammes par jour, en solution ou en sirop. Calmant et anti-convulsif.

**270. — Cacao.** — L'amande du cacao sert à faire le chocolat, la coque une sorte de tisane pour couper le lait que l'on donne aux jeunes enfants. Enfin, il produit par pression une huile concrète, nommée *Beurre de cacao.*

**271. — Cachou.** — Substance astringente provenant d'un palmier des Indes. Employée surtout contre la diarrhée et la dysentérie, en potions, sirop et pastilles.

Les *Grains de cachou* ou *Cachou de Bologne* sont aromatiques et réussissent contre la mauvaise haleine et l'odeur du tabac.

**272. — Café.** — Le café est le contre-poison des narcotiques, comme opium, belladone, jusquiame, morphine, laudanum. On l'administre en infusion dans la proportion de 250 grammes dans un verre d'eau bouillante, après avoir fait vomir.

L'infusion de café sert aussi à administrer le sulfate de quinine.

**273. — Calomel.** — Purgatif doux fort usité dans la médecine des enfants. Entre dans des biscuits, des pastilles et des prises de calomel. Il ne faut pas en prolonger l'usage sous peine de provoquer la salivation, à moins que ce ne soit le but proposé, comme cela a lieu quelquefois dans certains cas graves, comme *méningite, diphthérite*, etc.

L'usage du calomel à l'intérieur, commande d'éviter les aliments ou boissons contenant du sel ou des acides.

A l'extérieur, on emploie de la poudre et de la *Pommade de calomel* contre les dartres, les chancres, l'herpès, les maladies des yeux.

**274.—Camomille.**—*L'Infusion de camomille* est stimulante, antispamodique et digestive. Convient contre les vents et l'atonie de l'estomac et des intestins.

*L'Huile de camomille* s'emploie en frictions contre les douleurs, le ballonnement du ventre, surtout additionnée de camphre.

**275. — Camphre.** — Essence solide provenant principalement d'un *laurier* de la Chine et du Japon. Ses formes pharmaceutiques sont nombreuses. Les principales sont :

La *Poudre de camphre*, qui s'obtient en pulvérisant le camphre au mortier à l'aide de quelques gouttes d'éther, ou au moyen de la râpe.

*L'Eau-de-vie camphrée* : camphre, 100 grammes ; eau-de-vie, 3,900.

*L'Alcool camphré* : camphre, 100 grammes ; alcool à 90°, 900 grammes.

*Pommade camphrée* : graisse de porc, 500 grammes : cire blanche, 500 grammes ; camphre en poudre, 150 grammes. Faites fondre la graisse et la cire, ajoutez le camphre, puis remuez jusqu'à refroidissement complet.

*Huile camphrée :* camphre, 100 ; huile d'olives, 900.

Le camphre fait partie de la plupart des préparations qui servent aux usages de l'*Inhalateur Le Fort* (388).

**276.—Canne de provence.** — Tisane de canne pour faire passer le lait. Dose : 20 à 30 grammes par litre de décoction.

**277.— Cannelle.**— Ecorce d'un laurier qui croît en Chine et à Ceylan. Excitante, cordiale, fortifiante.

*Vin cordial* : cannelle, 30 grammes ; vin de Malaga, 500. Filtrez au bout de six jours.

*Teinture de cannelle :* cannelle, 100 grammes, alcool à 80°, 500 grammes. On filtre au bout de dix jours,

**278.—Cantharides.**—Insectes coléoptères renfermant un principe actif nommé *Canthari-dine*, qui lui donne la propriété vésicante utilisée dans la fabrication des emplâtres dits vésicatoires. Voyez *Toile vésicante, Vésica-toire.*

A l'intérieur, les préparations de cantharides sont aphrodisiaques et irritent fortement les voies génito-urinaires. Leur usage est dangereux.

**279. — Capillaire.**— Ce sont des fougères pourvues d'un arôme assez agréable. En tisane dans la proportion de 10 grammes par litre d'infusion, contre la toux, et un sirop d'agrément.

**280.—Capsules.**—Les capsules sont des enveloppes de gélatine végétale ou animale, de gluten, etc., destinées à masquer le goût de certains médicaments et à en favoriser l'administration par la bouche.

Au lieu de chercher à se procurer des capsules médicamenteuses fabriquées d'avance, il est infiniment plus commode de pouvoir introduire soi-même dans une capsule vide le médicament nécessaire et en quantité voulue. Dans ce but, on se sert avec grand avantage des *Capsules vides de Le Huby*, qui sont composées de deux petits tubes dont l'une des extrémités est fermée et qui s'emboîtent très exactement l'un dans l'autre. Cela permet d'administrer très commodément l'aloès, la rhubarbe, le sulfate de quinine, le carbonate de fer, le fer réduit, l'extrait de quinquina, de gentiane et toutes les poudres composées d'une saveur désagréable. Il y a cinq numéros de grandeurs différentes pouvant renfermer depuis 50 centigrammes jusqu'à 2 grammes de médicament. Ces capsules sont fabriquées à la maison Leperdriel et se délivrent en boîtes de 100. Voyez *Ovules médicamenteux*.

**281. — Carbonate de chaux,** *Craie préparée*. — Peut être employé dans les mêmes circonstances et de la même manière que le sousnitrate de bismuth. Par ses propriétés antiacides, elle convient particulièrement dans les cas de dyspepsie accompagnée d'aigreur. La dose est de 1 à 4 grammes chaque fois.

**282. — Carbonate de fer.** — Dans tous les cas où les préparations ferrugineuses sont indiquées, cet excellent médicament peut être administré facilement au moyen des *Capsules vides Le Huby* (280) ou encore sous forme de *Carbonate de fer effervescent de Leperdriel*, principalement s'il existe de la constipation.

**283. — Carbonate de soude,** *Cristaux de soude.* — Permet de faire les bains alcalins. La dose est de 250 grammes par bain.

**284. — Carragaheen,** *Mousse perlée, Mousse d'Irlande.* — C'est une algue des mers du Nord, très mucilagineuse, nourrissante et dont on fait une tisane pectorale dans la phthisie, la bronchite chronique, les rhumes de poitrine. La dose est de 5 grammes en décoction dans un litre d'eau.

**284 bis. — Casse.** — Purgatif doux à la dose de 15 à 60 grammes, associé au séné et à d'autres purgatifs.

**285. — Castoreum.** — Produit de sécrétion du castor, animal de la famille des rongeurs. Employé comme antispasmodique, antihystérique.

**286. — Cataplasmes.** — Les plus connus sont ceux de farine de lin, d'amidon, de fécule de pommes de terre, de son. Un cataplasme bien fait doit être assez épais pour conserver son humidité, mais pas assez pour fatiguer le malade par son poids. Le cataplasme est ordinairement employé comme émollient, adoucissant. Dans ces circonstances, il constitue une sorte de bain local et doit rester à demeure pendant dix à douze heures, pour être renouvelé ensuite. Ses propriétés calmantes peuvent être augmentées à l'aide du pavot ou en l'arrosant de *Laudanum*. Quelquefois le cataplasme est destiné à produire la rubéfaction; alors on le saupoudre de *farine de moutarde*.

**287. — Caustique Filhos.** — Le docteur Filhos est l'inventeur d'un mode préparatoire du *caustique de Vienne*, qui en rend l'application fort commode, soit pour établir un cautère, soit pour faire des cautérisations. La maison Leperdriel prépare différentes grosseurs de caustique Filhos répondant aux divers besoins.

**288. — Cautère** *ou* **Fonticule.** — C'est un exutoire placé ordinairement à la partie supérieure et externe du bras, quelquefois à la jambe ou à la cuisse. On l'établit au moyen de la *Potasse caustique* ou mieux du *Caustique Filhos* (287). Pour tous les détails concernant la manière de faire un cautère et les soins qu'il nécessite, nous renvoyons le lecteur au traité si clair et si complet de *Ch. Leperdriel: Des exutoires*.

Le pansement des cautères exige l'emploi de

pois, pour la confection desquels on a employé diverses substances comme orange, iris, pois ordinaire, cire, ivoire, argent, etc., et qui tous ont des inconvénients plus ou moins graves. Pour y remédier, M. Leperdriel père parvint à fabriquer des *Pois élastiques* répondant à tous les besoins, les uns *adoucissants*, les autres *suppuratifs*, d'autres désinfectants, et auxquels on peut incorporer tous les médicaments désirables, comme morphine, digitale, etc., selon l'ordre du médecin. Ces pois sont souples, conservent leur forme et dilatent doucement la plaie, en procurant une suppuration régulière et uniforme. Ils se vendent en chapelets de 24 grosseurs différentes. Le pansement sera complété au moyen d'un morceau de *Taffetas rafraîchissant* (533) recouvert de *Compresses en papier lavé* (316) et d'un *Serre-bras élastique* de Leperdriel (509).

**289.** — **Ceintures.** — Les ceintures sont fort utiles pour éviter le relâchement des parois du ventre et maintenir les organes dans leur position normale ; elles trouvent leurs applications principales après les accouchements, fausses couches, dans le cas de hernie ombilicale, de chute ou déplacement de matrice, faiblesse et maux de reins, distension du ventre par un embonpoint exagéré ou la présence de tumeurs ou d'épanchements. Ces ceintures demandent un soin particulier dans leur fabrication pour répondre au but proposé, et c'est à ce titre que la maison] Leperdriel doit sa réputation pour ces sortes d'appareils.

**290.—Centaurée.**—Plante fébrifuge usitée en tisane contre la fièvre intermittente. Dix grammes par litre d'infusion.

**291.—Cérat.**—Composé de *cire* et d'*huile*, fort usité pour le pansement des plaies de toute nature. Il faut avoir soin de le choisir bien frais et l'étendre à l'aide d'une spatule ou d'un couteau sur du linge fin ou mieux sur des *Compresses en papier lavé* de Leperdriel (316).

On peut lui donner diverses propriétés en l'associant à d'autres médicaments : avec le laudanum, on a le *Cérat opiacé* ; avec l'extrait de saturne, le *Cérat saturné* ; avec le soufre, le *Cérat soufré*; avec l'amidon, le *Cérat amidonné*.

**292.—Céruse,** *Carbonate de plomb.*—Sert pour une pommade résolutive propre à dissiper les engorgements et à faire sécher les plaies.

**293. — Charbon végétal.**—La *Poudre de charbon* s'emploie en nature ou sous forme de pastilles, contre les gaz et les crampes de l'estomac, à l'extérieur comme désinfectant. Elle entre dans la composition des *Pois élastiques désinfectants* de Leperdriel (476).

**294.—Poudre dentifrice.**—Nous recommandons la préparation suivante comme hygiénique et inoffensive, avantage que l'on est loin
de toujours rencontrer dans les préparations
de ce genre : *Charbon pulvérisé*, 200 grammes.
*Poudre de quinquina gris*, 100; *Essence de
menthe*, 20 gouttes.

**295. — Chêne.** — *L'Écorce de chêne* sert à
faire des décoctions astringentes pour injections
vaginales, contre la leucorrhée et les flueurs
blanches. Dose, 50 grammes par litre.

La *Poudre de Tan* et l'*Extrait de chêne* de
la pharmacie Le Perdriel conviennent dans le
traitement des plaies variqueuses.

**296. — Chicorée.** — La racine ou les
feuilles comme amer, dépuratif et laxatif.
La proportion est de 20 gram. par litre d'eau.
Un verre tous les matins.

Le *Sirop de chicorée composé* est un purgatif usité dans la médecine des enfants, souvent associé à l'huile d'amandes douces par
parties égales. Une à quatre cuillerées à café
par jour, selon l'âge.

**297.—Chiendent.**—Racine adoucissante,
diurétique et rafraîchissante fort employée
comme tisane, soit seule, soit associée à l'orge,
au gruau ou à la guimauve. Incisez en
menus morceaux et faites bouillir pendant
vingt minutes.

**298. — Chloral**. — Cette substance jouit de propriétés calmantes et hypnotiques qui en rendent l'usage précieux dans une foule de circonstances. Elle n'a pas les inconvénients de l'opium et peut être donnée à tous les âges. Aussi en fait-on grand usage depuis quelques années. Malheureusement, ses effets sont très variables selon les personnes, et son action dure peu ; la préparation suivante doit lui être préférée.

**299.—Chloral bromuré Dubois.**—C'est l'antinerveux le plus complet qui ait été fait jusqu'à présent. Il réunit l'action rapide du chloral à l'action durable des bromures, et n'a point les inconvénients reprochés au premier, d'être variable dans ses effets, au second de nécessiter l'emploi des doses massives. On le prend pur ou étendu d'eau, ou de tisane, à toute distance des repas que l'on veut. On le donne par cuillerées à café, à dessert ou à bouche selon l'âge, et à la dose moyenne de trois par jour. Si cette dose ne donne pas un résultat suffisant, on peut augmenter sans crainte, ce médicament étant inoffensif. Pour tous les détails concernant son emploi et ses propriétés, consulter l'instruction très détaillée qui accompagne chaque flacon.

On peut se le procurer à la pharmacie Leperdriel, faubourg Montmartre, 70, à Paris.

**300. — Chlorate de potasse.** — Ce sel agit contre les maux de gorge, les angines et les affections de la bouche en gargarisme ou en pastilles. Dose de 1 à 4 grammes par jour.

**301. — Chloroforme.** — Anesthésique fort usité pour provoquer le sommeil pendant les opérations. Se donne aussi comme calmant en potions, capsules et liniments. Il ne se délivre que sur ordonnance du médecin.

**302. — Chlorure de chaux.** — Substance désinfectante qui dégage du chlore au contact de l'eau. Le placer sur des assiettes, dans les endroits dont on veut purifier l'air.

**303. — Cigarettes.** — Les plus employées sont les cigarettes de camphre, de belladone, de jusquiame, de stramoine et les cigarettes arsenicales. Elles sont usitées dans le traitement de l'asthme et des affections des voies respiratoires. Mais on leur préfère généralement et avec raison, depuis quelques années, les *Inhalations* (388).

**304. — Ciguë.** — Les trois plantes de ce nom sont des poisons fort dangereux. La petite ciguë ressemble beaucoup au persil dont elle ne diffère guère que par son odeur vireuse et désagréable. La ciguë passe pour jouir de propriétés fondantes et résolutives. N'en faire usage que sur l'ordonnance du médecin.

**305.—Citrate de fer.** — Cet excellent médicament, fortifiant et dépuratif, rend les plus grands services dans le traitement des anémies, de la chlorose et des affections chroniques. Comme mode d'administration agréable et avantageux, le *Citrate de fer effervescent* de Leperdriel est préférable. Par dose de 3 grammes de sel, matin et soir, aux repas, dans un peu d'eau. Cette dose représente 20 centigrammes de citrate de fer.

**306.— Citrate de magnésie.**—C'est avec ce sel que l'on devrait faire toutes les *limonades* purgatives, au lieu d'employer le tartrate de soude, comme cela se fait généralement aujourd'hui, pour des raisons d'économie. Un moyen bien simple d'éviter l'usage des limonades purgatives falsifiées, c'est de prendre le *Citrate effervescent* de Leperdriel, qui constitue la meilleure et la plus agréable des limonades purgatives.

**307. — Coaltar**, *Goudron de houille.* — Constitue un désinfectant dans les mêmes cas que l'acide phénique. Le *Coaltar saponiné* se prépare avec le goudron de houille, savon et alcool, chauffés ensemble au bain-marie.

**308.—Coca.** — La feuille de coca jouit de propriétés stimulantes et légèrement enivrantes. Se prend en infusion comme le thé, ou en vin, sirop, élixir.

**309. — Codéine.** — C'est un des principes actifs de l'opium. Son action est plus douce que celle de la morphine. Son sirop est efficace contre la toux à la dose de quelques cuillerées à café par jour.

**310. — Coffres de secours.** — Voyez *Pharmacies portatives.*

**311.—Coings.**—C'est le fruit du cognassier. Produit un sirop et une gelée contre la diarrhée. Adoucissant et astringent léger.

**312. — Colchique,** *Narcisse d'automne.* — Le bulbe et les semences de cette plante sont doués de propriétés purgatives fort énergiques. Précieux contre la goutte et le rhumatisme sous forme de vin ou de teinture. Le colchique est un poison; par conséquent, on ne doit pas l'employer sans l'ordre du médecin.

**313. — Collodion.** — Dissolution de fulmi-coton dans l'éther. Ce liquide, étendu sur la peau à l'aide d'un pinceau, forme un vernis adhérent et imperméable qui le rend précieux dans le pansement des coupures et blessures accidentelles, gerçures, crevasses, etc. Il entre dans la composition du *Taffetas vulnéraire au collodion* de Marinier (534), d'un emploi plus commode que le collodion, parce que ce dernier ne peut pas facilement s'étendre d'une manière uniforme.

**314.—Collyres.—**Ce sont des médicaments destinés à être introduits dans les yeux, ordinairement des poudres, des liquides ou des vapeurs, qui nécessitent une certaine habileté et l'usage de quelques petits instruments comme compte-gouttes, insufflateurs, pulvérisateurs, etc. Il est beaucoup plus commode d'employer les *Collyres secs gradués* de Leperdriel, que l'on peut emporter partout avec soi, qui se conservent indéfiniment et sont d'un emploi extrêmement facile. Ce sont des papiers de 5 centimètres de côté, divisés de manière à pouvoir être séparés en fragments, depuis un cinquième de milligramme jusqu'à 25 milligrammes de substance active, comme : sulfate d'atropine, de cadmium, de zinc, de cuivre, de morphine, extrait de fève de Calabar, daturine, iodure de potassium, nitrate d'argent. (Voyez ces mots.)

Ces papiers, réunis dans un petit portefeuille avec : 1° deux abaisse-paupières ; 2° une paire de ciseaux ; 3° un pinceau ; 4° un flacon à eau distillée simple, constituent la *trousse de l'oculiste*, vendue par la maison Leperdriel.

**315.—Columbo.—** La racine de cette plante africaine est amère et apéritive. Entre dans la composition d'un vin qui s'emploie de la même manière et dans les mêmes cas que le vin de quinquina.

**316.—Compresses en papier lavé.—**Inventées par M. Leperdriel père, elles ont, sur les compresses de linge, l'avantage d'être plus douces, plus économiques, et de permettre de tenir les pansements secrets. Employées surtout dans le pansement des vésicatoires et des cautères, on peut les substituer au linge avec avantage dans le pansement de toute espèce de plaie. Ces compresses sont enveloppées d'une *bande rose*.

Comme désinfectant, on emploie les *compresses chlorurées*; celles-ci sont scellées d'une *bande jaune*.

**317. — Consoude.** — La tisane de racine de consoude s'emploie dans les hémorrhagies et la diarrhée. Sa décoction doit être à la dose de 20 grammes par litre.

**318. — Copahu.** — Substance balsamique d'un goût et d'une odeur fort désagréables, très efficace contre la blennorrhagie. Se prend surtout en capsule ou en opiat, associé au cubèbe ou au goudron.

**319. — Coquelicot.** — Donne une tisane contre le rhume, la toux, dans la proportion de 5 grammes de fleurs par litre d'infusion. Fait partie des fleurs pectorales et du sirop de Désessarts.

**320. — Cousso.** — C'est la fleur d'un arbre

d'Abyssinie. Il est efficace contre le ver solitaire. Dose : 20 grammes de poudre le matin à jeun dans un verre d'eau. Une heure après, on prend 30 grammes d'huile de ricin.

**321.—Crayons.**—Les crayons médicinaux les plus employés sont ceux de *nitrate d'argent*, de *sulfate de cuivre*, de *tannin*, le *caustique Filhos* (287).

**321 bis. — Crême de tartre. —** Voyez *Tartrates.*

**322.— Créosote.**—Produit du goudron de bois, employé contre la carie des dents et dans le traitement des maladies de poitrine. C'est une substance très irritante et que l'on ne doit pas prendre pure à l'intérieur.

**323. — Cresson.**—C'est une plante dépurative et fortifiante qui convient aux personnes lymphatiques ou atteintes de maladies de la peau. On peut en exprimer le suc, si l'on ne veut pas en faire usage en nature.

**324. — Cubèbe,** *Poivre cubèbe.* — Fruit d'un arbuste des Indes, employé contre la blennorrhagie à la dose de 10 à 15 grammes de poudre, par jour, délayée dans un peu d'eau, ou associée au *Copahu.*

**325.—Dattes.**—Fruit d'un palmier d'Afrique et d'Asie, qui entre dans la composition des fruits pectoraux.

**326.—Daturine.**—Principe actif du datura ou pomme épineuse. Elle dilate la pupille et s'emploie dans le traitement des maladies des yeux. Elle entre dans la série des *Collyres secs* de Lepordriel (314).

**327.—Dentose Maillet.**—Cette substance, préparée par la maison Lepordriel, a la propriété de calmer les douleurs dentaires et sert à obstruer les dents que l'on ne peut plomber. Elle n'est point caustique. Introduite à l'état liquide dans la dent, elle se durcit bientôt et forme un mastic imperméable qui obstrue complètement la partie cariée. Après avoir nettoyé la cavité dentaire, on y introduit un peu de coton imbibé de dentose. Renouveler cette application, si, au bout d'une demi-heure, la douleur, par extraordinaire, n'avait pas cessé.

**328.—Diachylon.**—C'est un emplâtre qui sert à faire le sparadrap du même nom.—Voyez *Sparadrap*.

**329.—Diascordium.**—Electuaire employé avec succès contre la diarrhée. Souvent associé par parties égales au *Sous-nitrate de bismuth*.

**330.—Digitale.—**Les feuilles de cette plante sont employées dans le traitement des affections du cœur, et comme sédatif et diurétique dans les maladies fébriles et les hydropisies. Elles doivent leurs propriétés à la digitaline, qui est un poison violent à dose même peu élevée. Leur emploi réclame l'ordonnance du médecin.

**331.—Douce-amère.—**Plante amère et dépurative dont la tige, coupée en morceaux, sert à faire une tisane dans la proportion de 20 grammes par litre de décoction.

**332. Dragées.—**Cette forme médicamenteuse facilite et rend plus agréable l'administration d'une foule de substances, en même temps qu'elle en assure la conservation. Presque toutes les pilules sont susceptibles d'être dragéifiées.

**333.—Eau blanche. —** Eau ordinaire et extrait de saturne, en compresses pour les coups, contusions, etc. Dose : 20 grammes par litre d'eau.

**334. — Eau de chaux. —** C'est un remède précieux contre la diarrhée et les vomissements des enfants allaités au biberon. Deux ou trois cuillerées à bouche, d'eau de chaux à chaque ration de lait.

**335.—Eau distillée.** — C'est de l'eau ordinaire privée des sels, des matières organiques et impuretés qu'elle peut contenir. Elle entre dans la composition d'une foule de préparations pharmaceutiques qui ne pourraient s'exécuter au moyen de l'eau ordinaire.

En distillant certaines plantes ou parties de plantes avec de l'eau, on obtient les eaux distillées médicinales comme *Eau de fleurs d'orangers*, *Eau de laurier cerise*, *Eau de roses*, etc.

**336. — Eau ferrée**, *Eau de clous.* — Versez un litre d'eau bouillante sur une poignée de clous rouillés. A boire aux repas par verre ou demi-verre. Peu agréable.

**337.— Eau gommée.** — Boisson fort utile dans les cas de diarrhée, gastrite, vomissements. Mettez 60 grammes de gomme arabique par litre d'eau. Sucrez à volonté.

**338. — Eau de goudron.** — Enduisez l'intérieur d'un pot de grès de *Goudron de Norwège* et remplissez d'eau de pluie ; rejetez cette eau au bout de 24 heures, et mettez-en de nouvelle, laissez pendant 10 jours avant de vous en servir. Cette eau peut être préparée instantanément avec le *Goudron en liqueur.* — Catarrhe de la vessie, bronchite chronique, maladie de la peau.

**339.—Eau de mélisse.**—Outre l'eau distillée de ce nom, il existe une eau spiritueuse connue sous le nom d'*Eau de mélisse*, dont on abuse beaucoup et à tort, car c'est une liqueur alcoolique dont l'usage prolongé et habituel peut n'être pas sans inconvénients graves.

**340. — Eaux minérales.** — 1° *Eaux sulfurées;* 2° *Eaux alcalines;* 3° *Eaux acidules;* 4° *Eaux salines.* L'inconvénient des eaux minérales est de ne pas toujours se conserver convenablement, d'être peu portatives et d'occuper beaucoup de place. On a un moyen fort commode de les remplacer au moyen des *Sels granulés effervescents* (505).

**340 *bis*. — Eau sédative.** — Ammoniaque, 60, 80 ou 100 grammes, selon la force que l'on désire; Alcool camphré, 10 grammes; Sel de cuisine, 60 grammes; Eau, 1 litre. Agiter avant de s'en servir.

**341. — Eau-de-vie allemande,** *Teinture purgative.* — Purgatif énergique à la dose d'une ou deux cuillerées à bouche par jour. A prendre pure ou dans du café.

**342. — Eau vulnéraire,** *Eau d'arquebusade.*—Liquide spiritueux employé en compresses et à l'intérieur, à la dose de 15 à 20 grammes dans un verre d'eau, contre les coups, chutes, blessures et contusions.

**343.—Elixir de Surinam.**—Liqueur stomachique au quassia amara, possédant les propriétés toniques, digestives et apéritives, etc. Médicament très agréable sous la forme de liqueur de table. Se prend pur ou étendu d'eau ordinaire ou d'eau de seltz, soit à jeun comme apéritif et antiglaireux, soit après le repas comme digestif.

**344. — Elixir toni-purgatif Le Perdriel.** — Ce purgatif, à base de jalap et de quinquina, est ordonné dans tous les cas où l'on veut supprimer un exutoire tel que cautère ou vésicatoire. Il agit lentement et graduellement comme il convient en pareil cas.

**345.—Emétique**, *Tartre stibié.*—Ce sel fait partie de la plupart des vomitifs. On l'associe ordinairement à l'*ipéca*; mais il ne faut pas en faire usage sans l'avis du médecin.

A l'extérieur, on en fait une pommade et on en saupoudre certains emplâtres dans le but de faire venir des boutons à la peau. Aujourd'hui il est abandonné pour le *Thapsia*, à cause des accidents qui peuvent survenir par suite de l'absorption du tartre stibié appliqué à la surface de lapeau.

**346.— Emplâtres.** — Presque tous les emplâtres s'emploient maintenant sous forme des paradraps ou toiles emplastiques d'un emploi infiniment plus commode que celui qui était usité jadis, alors qu'il fallait étendre la matière emplastique sur une toile ou une peau au fur et à mesure du besoin, ce qui du reste ne donnait jamais une parfaite égalité à la couche emplastique. Quelques grandes maisons, en tête desquelles il faut placer la *maison Leperdriel*, ont spécialisé la fabrication des sparadraps et toiles emplastiques, et livrent ainsi au public des produits d'une perfection absolue et d'un maniement fort commode. (Voyez *Sparadrap, Vésicatoire, Thapsia.*)

**347. — Ergot. —** Depuis longtemps l'*Ergot de seigle* est employé comme moyen de contraction de l'utérus dans les accouchements, et contre les hémorrhagies. Cependant, il résulte des travaux de MM. le docteur Pourcher, le docteur Grandimont et Leperdriel que l'*Ergot de froment* a une action plus énergique, plus naturelle, qu'il n'est pas toxique et qu'il se conserve mieux. Il n'est pas douteux que, dans un avenir prochain, l'ergot de froment n'ait entièrement remplacé l'ergot de seigle. On peut se procurer ce précieux médicament sous forme de *Poudre d'ergot de froment,* en flacons de 30 grammes; d'*Ergotine de froment* préparé dans le vide et de *Dragées d'ergotine de froment* de 0,10 centigrammes, à la maison Leperdriel, qui s'occupe spécialement de la fabrication de ces produits. C'est dans les cas d'hémorrhagie, d'inertie de l'utérus, les flueurs blanches, le scorbut, les maladies de vessie, les paralysies, la diarrhée et la dysenterie chronique, que l'occasion de les utiliser se trouvera surtout.

**348.—Erysimum,** *Herbe aux chantres.* — Le *Sirop d'érysimum composé* passe pour efficace contre l'enrouement. Dose: trois à six cuillerées par jour. Il en est de même de l'infusion; dose : 10 grammes par litre.

**349. — Essence de Lavande,** *Huile de spic.* — En frictions contre les douleurs, coups et contusions.

**350.—Essence de térébenthine.**—Très appréciée dans le traitement des affections des voies urinaires, du rhumatisme, dans certaines névralgies, et en frictions, seule ou associée à d'autres substances. C'est un contre-poison du phosphore. La forme la plus commode pour l'intérieur est celle de capsules ou de sirop.

**351. — Ether sulfurique.** — Liquide très volatil usité contre les défaillances, syncopes, crises nerveuses, maux d'estomac, coliques venteuses, spasmes. Son usage n'est pas à l'abri de tout danger; le *Chloral bromuré* (299) est préférable.

**352. — Eucalyptus. — Arbre originaire

d'Australie, dont les feuilles servent à préparer un sirop contre la toux. Dose: trois cuillerées à bouche par jour.

**353. — Extrait de saturne,** *Sous-acétate de plomb liquide.* — Il sert à faire l'eau blanche et le cérat saturné.

**354. — Farines émollientes.** — Farine de lin, de seigle et d'orge, parties égales de chaque, pour cataplasmes adoucissants.

**355. — Farine de lin.** — Veillez à ce qu'elle soit fraiche, car elle rancit facilement. On peut la mélanger d'un tiers de son sans lui enlever ses propriétés émollientes.

**356. — Farine de moutarde.** — Grâce à l'huile volatile qu'elle développe au contact de l'eau, cette farine sert à produire la *rubéfaction.* Soit pour des bains de pieds et des sinapismes. Il faut ne se servir que d'eau tiède et non bouillante, et n'y ajouter aucune autre substance, comme le vinaigre, par exemple. — Voyez *Sinapismes.*

**357. — Fer.** — Ce métal fait partie constituante du sang, aussi l'emploie-t-on avec succès pour la guérison des anémies et de la chlorose, maladies caractérisées par la diminution des globules rouges du sang, lesquels sont constitués surtout par une substance ferrugineuse.

On donne le fer tantôt en nature, quelquefois en combinaison; nous avons des poudres, des pilules, des vins, des sirops. Un des modes d'administration les plus agréables et les plus faciles est celui de *Sels effervescents* (505), comme ceux que prépare la maison Leperdriel avec le *Carbonate*, le *Citrate* et le *Pyrophosphate de fer* (voyez ces mots). Sous cette forme, l'absorption et l'assimilation du fer sont singulièrement facilitées; la constipation, résultat ordinaire de l'administration du fer, est évitée.

**358.—Fer réduit.**—Cette poudre se donne à la dose de 10 à 30 centigrammes à chaque repas, dans une *Capsule vide de Le Huby* (280).

**359.—Fer dialysé.**—C'est un oxyde de fer qui ne jouit pas de propriétés différentes des autres préparations de fer.

**360. — Fèves de calabar.** — Trouve son emploi dans le traitement des maladies des yeux, l'*Extrait de fèves de Calabar*, pour faire contracter les pupilles: c'est l'antagoniste de la belladone, puisque celle-ci produit la dilatation de cette ouverture. La forme la plus stable et la plus commode pour l'introduire dans les yeux, est le *Collyre sec* (314).

**361. — Fleurs pectorales.** — Mélange de parties égales de fleurs de mauve, guimauve, pied de chat, tussilage, coquelicot, violette et molène. Une pincée par tasse d'infusion, contre le rhume, la toux, les bronchites, etc.

**362.—Fougère male.**—L'extrait éthéré de fougère mâle s'emploie à la dose de 4 grammes contre le ver solitaire, en potions, ou mieux dans des *Capsules vides de Le Huby* (280).

**363.— Fruits pectoraux.** — Dattes, jujubes, figues et raisins de Corinthe, de chaque parties égales. Une demi-heure de décoction. Dose: 125 grammes par litre ; contre les maladies des bronches et du poumon.

**364.— Fucoglycine du D<sup>r</sup> Gressy.**—Produit végétal, extrait des plantes marines, ayant toutes les propriétés de l'huile de foie de morue, sans en avoir le goût et l'aspect répugnants. C'est à la combinaison du chlore, du brome, du phosphore et de l'iode avec la matière organique des fucus, que la fucoglycine doit ses propriétés. Sa composition, on le voit, est la même au fond que celle de l'huile de foie de morue. On la donne, à la place de celle-ci, dans les mêmes cas, comme scrofule, gourme, maladies de poitrine, rachitisme, etc. La dose est de une à deux cuillerées à café ou à bouche, selon l'âge, dans le double d'eau, matin et soir, dix minutes avant le repas.

**365. — Fumeterre.** — Dépuratif employé contre les maladies de la peau, en sirop ou en tisane, dans la proportion de 20 grammes par litre d'eau, en infusion.

**366.—Fumigations.**—Ce sont des gaz ou des vapeurs destinés à agir sur toute la surface du corps ou sur un point seulement, ou bien encore à détruire les miasmes et à purifier l'air.

Pour les voies respiratoires, les fumigations se font à l'aide d'un appareil nommé *Inhalateur* (388).

**367.—Gargarismes.**—Ce sont des médicaments destinés à agir localement sur la muqueuse de la gorge et de l'arrière-gorge. On leur donne des propriétés diverses. Le *gargarisme adoucissant* se prépare avec une décoction d'orge ou de chiendent, sucrée avec du miel; le *gargarisme émollient*, avec la décoction de racine de guimauve et le miel rosat; le *gargarisme astringent*, avec une pincée de poudre d'alun dans un verre d'eau; le *gargarisme détersif*, avec le *borate de soude* ou le *chlorate de potasse.*

**368.—Gentiane.**—La racine de gentiane est amère et apéritive. On en fait une tisane et un vin.

**369. — Girofles.** — L'essence de girofles

s'emploie contre les maux de dents. Elle est moins efficace que la *Dentose Maillet* (327).

**370.— Gluten.** — C'est la partie élastique de la farine. En privant celle-ci de son amidon, on obtient le gluten qui sert à faire des pains et des pâtes pour diabétiques.

**371. — Glycérine.** — Cette substance provient des huiles, dont elle forme un des éléments constitutifs. Elle s'emploie beaucoup en médecine pour faire des glycérolés, des collyres, pour sucrer les tisanes, etc.

**372. — Gomme arabique.** — Elle entre dans un grand nombre de préparations pharmaceutiques, surtout les pastilles et les pâtes. On en fait un sirop adoucissant et une boisson, fort utiles dans les cas de gastrite, de vomissements, de diarrhée.

**373. — Goudron.** — Pour l'intérieur, employez exclusivement le *Goudron de Norwège* sous forme *d'Eau de goudron* (338), *Sirop de goudron, Pilules* et *Capsules de goudron.* A l'extérieur, on emploie la *Pommade de goudron* contre les dartres. On fait des inhalations de goudron au moyen de l'*Inhalateur Le Fort* (388).

**374.— Graine de lin.**—Elle sert à fabriquer la farine de lin. Une cuillerée de graines de lin dans un verre d'eau, constitue un remède simple et efficace contre la constipation.

**375.—Graine de moutarde.—**Elle sert à fabriquer la farine du même nom. Remède contre la constipation ; mais on doit lui préférer la graine de lin, moins irritante.

**376.—Granules.—**Forme médicamenteuse fort usitée pour l'administration des substances actives, comme digitaline, strychnine, arséniates, etc. Ne pas les laisser à la portée des enfants qui, trompés par l'apparence de ces petites dragées, pourraient s'empoisonner en en prenant un nombre même peu considérable.

**377.—Granuloïdes.—**Pour l'administration des sels de lithine, la maison Le Perdriel, prépare de petites dragées de *Carbonate* et de *Citrate de lithine*, connues sous le nom de *Granuloïdes*. Chacune renferme 5 centigrammes de sel de lithine. Dose : deux à dix par jour, également espacées. Elles sont d'un effet moins certain que les *Sels de lithine effervescents* (415).

**378.—Grenadier.—**L'écorce de racine de grenadier est un poison pour le ver solitaire, à la dose de 60 grammes par litre de décoction, à prendre en trois fois, le matin à jeun.

**379.—Guimauve,** *Althœa.*—La racine, la feuille et les fleurs sont mucilagineuses et adoucissantes. Sert à faire des tisanes, des pastilles, un sirop.

**380. — Houblon. —** Les cônes de houblon sont amers et aromatiques; on les emploie comme fortifiants et apéritifs sous forme de tisane ou infusion, à la dose de une poignée par litre d'eau bouillante.

**381.—Huile d'amandes douces. —** Se donne aux enfants, comme laxatif, mélangée avec partie égale de sirop de chicorée ou de violettes. Elle fait la base du *Liniment oléocalcaire*, fort usité contre les brûlures : ce liniment se compose de 100 grammes d'huile d'amandes douces et 200 d'eau de chaux.

**382. — Huile de cade. —** En onctions contre le psoriasis et quelques autres maladies de la peau.

**383. — Huile de croton. —** Une goutte d'huile de croton à l'intérieur produit un effet purgatif énergique. En onctions sur la peau, elle provoque une éruption abondante. Son emploi n'est pas sans danger pour le malade et pour ceux qui font les onctions. Abandonnée aujourd'hui pour l'*Emplâtre de Thapsia* (540).

**384. — Huile de foie de morue. — Ex**traite du foie frais de la morue franche ou cabillaud. Malgré ses vertus incontestables, ce médicament est d'un goût et d'un aspect tellement répugnants, que beaucoup de malades ne peuvent se soumettre à son usage, au moins pendant un temps suffisant; d'autres ne peuvent le supporter. Un moyen précieux de guérison manquerait sans la *Fucoglycine Gressy* (364), qui jouit des mêmes propriétés et n'a pas les désagréments que nous venons de signaler.

**385. — Huile de marrons d'Inde. — On** l'emploie en frictions contre la goutte.

**386. — Huile de ricin. — Purgatif doux,** à la dose de 15 à 60 grammes. Se prend, à jeun, dans du bouillon dégraissé, ou dans du café, ou encore en émulsion dans une potion gommeuse. Procédé très commode : exprimez la moitié d'un citron ou d'une orange dans un vase et ajoutez l'huile. L'effet purgatif n'est pas toujours proportionnel à la dose.

**387. — Hysope. — Plante aromatique dont** on fait une infusion théiforme, contre la grippe, les rhumes de poitrine, etc.

**388. — Inhalateur Le Fort. — Les inhala**

tours sont des appareils destinés à faire pénétrer dans les voies respiratoires des principes médicamenteux sous forme de gaz ou de vapeurs. Presque tous, ils ont l'inconvénient d'être d'un maniement compliqué et d'un prix élevé. L'*Inhalateur Le Fort* constitue un véritable progrès sous ce double rapport : son emploi est des plus simples et il ne coûte que 6 fr., y compris la préparation. Les inhalations se font au moyen d'aspirations larges, la bouche étant placée sur un des orifices de l'appareil. Il faut les faire nombreuses, de manière à faire faire au poumon une gymnastique suffisante. Les liquides destinés à garnir l'inhalateur sont préparés suivant trois formules : 1° à base de goudron, camphre et iode, pour les maladies de poitrine ; 2° avec addition d'éther, contre l'asthme ; 3° avec térébenthine et acide phénique, contre la coqueluche. Chacune de ces préparations est du prix de 3 fr. C'est la maison Leperdriel qui fabrique ces appareils, ainsi que les liquides qui servent à les garnir.

**389.— Injections.**— On appelle ainsi l'introduction d'un liquide médicamenteux dans quelque cavité naturelle comme l'oreille, l'urèthre, le vagin, ou accidentelle comme fistule, abcès. On se sert à cet effet de seringues, injecteurs, irrigateurs.

Les injections pour l'urèthre sont astringentes à base de sulfate de zinc, de tannin, de cachou ou caustiques, à base de nitrate d'argent. Les malades atteints de blennorrhagie abusent beaucoup de ces injections qu'ils ne devraient jamais pratiquer sans le conseil du médecin ; la plupart des rétrécissements sont la conséquence d'injections nuisibles.

Contre les fleurs blanches et les écoulements de la femme, on emploie la décoction de feuilles de noyer et la poudre d'alun, à la dose de une cuillerée à café par injection.

Contre les maux d'oreille, la décoction de racine de guimauve, l'eau de pavot.

Contre les fistules, la teinture d'iode, le nitrate d'argent.

**390. — Iode.** — Ce médicament ne s'emploie pas pur à l'intérieur ; sous forme d'Iodures (392) ou à l'aide des substances qui en contiennent, comme la *Fucoglycine* (364), l'*Huile de foie de morue*, etc.

A l'extérieur, la *Teinture d'iode* sert surtout en badigeonnages sur les jointures malades, ou dans les maladies des voies respiratoires, sur la peau de la région pectorale. Son effet révulsif n'est pas aussi prompt ni aussi complet que celui du *Vésicatoire* ou du *Thapsia*, qu'on lui préfère généralement aujourd'hui. Un moyen excellent d'éviter l'action souvent trop corrosive de la teinture d'iode consiste à mélanger celle-ci avec de la glycérine.

Enfin, il sert en inhalations dans les maladies des poumons. — Voyez *Inhalateur* (388).


**391.—Iodoforme.**—Produit iodé d'odeur forte et pénétrante, fort efficace dans le traitement de la scrofule et de la syphilis, soit en pilules, à l'intérieur, soit en poudre ou pommade sur les plaies et ulcères rongeants. Malgré toutes les précautions, les pilules laissent toujours transpirer au dehors l'odeur forte et pénétrante de l'iodoforme. Il est beaucoup plus avantageux de se servir, dans pareille circonstance, des *Capsules vides de Le Huby* (280).


**392.—Iodures.**—Ce sont des sels qui doivent leurs propriétés principales à l'iode qu'ils renferment. Les plus utiles sont :

L'*iodure de fer*, fort employé en pilules et en sirop contre l'anémie, la chlorose et le lymphatisme.

L'*iodure de mercure*, dans le traitement de la syphilis, principalement sous forme de pilules.

L'*iodure de plomb*, usité seulement en pommades comme fondant et résolutif.

L'*iodure de potassium*, d'un emploi journalier dans le traitement de la syphilis, de la scrofule et des engorgements chroniques. La manière la plus simple de l'administrer, est sous forme de solution, dans l'eau distillée ou encore dans du sirop d'écorces d'oranges ou sous forme de pilules. Il donne parfois des maux d'estomac et peut produire, par l'abus, une sécrétion exagérée des bronches et un coryza, désignés sous le nom d'iodisme. Pour les enfants et les personnes délicates, on doit toujours lui préférer la *Fucoglycine* (364), qui est une manière infiniment plus commode et plus agréable d'administrer l'iode.

A l'extérieur, l'iodure de potassium sert en pommade, comme fondant et résolutif, contre les glandes et toute espèce d'engorgements.

Enfin, l'iodure de potassium convient dans le traitement des maladies des yeux, principalement sous la forme de *Collyre sec] de Leperdriel* (314).

**393. — Ipécacuanha,** *Ipéca.* — Plante du Brésil, dont la racine est douée de propriétés vomitives. La dose, sous forme de *poudre*, est de 1 à 2 grammes dans un peu d'eau, ou de *sirop* que l'on donne par cuillerées à café aux jeunes enfants. On lui associe parfois l'*Emétique.* Celui qui prend un vomitif doit éviter de *noyer* la médecine dans une trop grande quantité d'eau, sans quoi l'effet vomitif pourrait n'avoir pas lieu et se changer en un effet purgatif. Il faut seulement favoriser le vomissement à l'aide de quelques petites gorgées d'eau tiède.

Les personnes atteintes de hernie, de maladies de cœur ou d'anévrysmes, ne doivent pas se faire vomir, tout au moins sans l'avis du médecin.

**394. — Iris.** — La racine d'*Iris de Florence* servait autrefois à faire des pois à cautères. On lui préfère généralement aujourd'hui les *Pois élastiques de Leperdriel* (476). La *Poudre d'iris* sert à parfumer la poudre de riz.

**395. — Jaborandi.** — Arbuste du Brésil dont les feuilles et l'écorce jouissent de la propriété de faire saliver et transpirer abondamment; cette propriété est due à un principe actif nommé *Pilocarpine*.

**396. — Jalap.** — Purgatif énergique à la dose de quatre à cinq grammes dans un peu de café ou de tilleul. Il a l'inconvénient de donner des coliques. Il entre dans la composition de l'*Eau-de-vie allemande* ou *Teinture purgative*, qui se prend à la dose de une cuillerée à bouche, le matin, dans un peu de café ou de tilleul.

**397. — Jujube.** — Fruit d'un arbrisseau du midi de l'Europe et de l'Algérie. Il fait partie des *fruits pectoraux*. La pâte, dite de jujube, s'emploie contre la toux, les rhumes, etc.

**398. — Julep.** — Ce mot est synonyme de celui de potion.


**399. — Jusquiame**, *Hannebane*. — Plante indigène jouissant de propriétés calmantes et antinévralgiques; son principe actif se nomme *Hyosciamine*. Son action est du même genre que celle de la belladone, mais moins énergique.

L'*Huile de jusquiame* s'emploie en onctions dans le rhumatisme aigu.

L'*Extrait de jusquiame* entre dans la composition des *Pilules de Méglin*.


**400. — Kermès.** — Le *Kermès animal* est un insecte qui constitue la *Cochenille* et sert à faire le carmin.

Le *Kermès minéral* est un oxysulfure d'antimoine fort employé comme expectorant et diaphorétique dans les affections des voies respiratoires, principalement chez les vieillards. On l'administre en potion ou en pastilles. Six à douze de ces dernières dans les vingt-quatre heures facilitent l'expectoration dans les cas de catarrhe et de rhume de poitrine.


**401. — Kishmish-Zalf.** — Pommade pour les lèvres, raffermissant les tissus et cicatrisant les plaies. Agit avec succès contre les crevasses, gerçures, excoriations, etc. Sans

saveur ni odeur, elle ne rancit pas, ne s'altère
pas, ce qui lui donne un grand avantage sur
les autres produits du même genre.

**402. — Lactate de fer.** — Se donne à la
dose de 10 centigrammes à 1 gramme, en ta-
blettes, pastilles, dragées, pilules, sirop. Il jouit
des mêmes propriétés que le *Citrate de fer*,
mais il est moins efficace.

**403. — Lactucarium.** — Suc desséché de
la laitue. C'est un calmant contre la toux sous
forme de pâte ou de sirop.

**404. — Lait purgatif.** — C'est un mélange
de lait, de sucre, de scammonée, aromatisé avec
de l'eau de fleurs d'oranger. Pour la facilité de
l'emploi, comme purgatif agréable, le *Citrate
de magnésie effervescent* (306) est préféré.

**405. — Laitue.** — Elle jouit de propriétés
calmantes. Fait la base d'une eau distillée et son
suc desséché constitue le *Lactucarium* (403).

**406. — Laudanum,** *Vin d'opium composé.*
— Fort usité comme calmant, surtout à l'extérieur, pour arroser les cataplasmes, ou l'incorporer aux liniments, on le donne aussi en
lavements. Quinze gouttes de laudanum repré-
sentent 5 centigrammes d'*extrait d'opium* et

contituent une dose moyenne pour l'usage externe qu'il n'est pas prudent de dépasser sans l'ordre du médecin. A l'intérieur, ne pas dépasser la dose de cinq à six gouttes. Il ne faut pas donner le laudanum aux enfants, à si petite dose que ce soit, sans l'ordonnance du médecin.

En cas d'empoisonnement par le laudanum, commencez par faire vomir au moyen de l'*Ipéca* de l'*Émétique*, de l'*Eau tiède* ou des doigts introduits dans la gorge. Ensuite, administrez une forte infusion de *Café* (271).

**407. — Laurier cerise.** — Il contient de l'acide prussique et une essence qui lui donnent des propriétés calmantes et antinévralgiques. Produit une *eau distillée* fort agréable, qui sert à aromatiser les potions. Il ne faut l'employer qu'autant qu'elle est fraîche, sous peine d'accidents des plus graves; par conséquent, il est bon de n'en pas faire de provisions.

**408. — Lavande.** — L'*Alcoolat* et l'*Essence de Lavande* s'emploient en frictions contre les douleurs et les contusions.

**409. — Lavements.** — Ce sont des liquides destinés à être introduits dans la partie intérieure de l'intestin. La dose est de 500 grammes pour un lavement entier, 250 pour un demi, 125 pour un quart.

Les lavements les plus employés contre la constipation sont ceux de sel de cuisine, d'huile, de savon.

Les lavements adoucissants sont ceux de guimauve, de graine de lin, d'amidon, de son.

Les lavements astringents sont ceux de ratanhia.

On ajoute souvent aux lavements cinq à dix gouttes de laudanum dans la diarrhée et la dysentérie.

Lorsque les lavements sont destinés à être conservés, on évacue d'abord les matières qui peuvent se trouver dans l'intestin, au moyen d'un premier lavement composé d'une poignée de sel dissous dans un verre d'eau. Le lavement doit être poussé doucement, graduellement et dans la direction de l'intestin, en ayant soin que l'orifice de la canule ne soit pas appliqué contre les parois de celui-ci.

**410. — Lichen d'Islande. —** Le *Lichen lavé* s'emploie en décoction comme tisane pectorale, dans la proportion de 10 grammes par litre d'eau. Il y a aussi une *Pâte de lichen.*

**411. — Lierre. —** Autrefois les feuilles de lierre servaient pour le pansement des cautères. Elles avaient l'inconvénient de ne pas absorber la suppuration, qui s'écoulait alors sur les parties inférieures du membre et tachait les vêtements. Aujourd'hui, on les remplace par le *Taffetas rafraîchissant* (533), recouvert d'une *Compresse en papier lavé* (316), maintenue par un *Serre-bras* (509).

Le *Lierre terrestre* s'emploie en infusion vulnéraire, à la dose de 10 grammes par litre, comme tisane.

**412. — Limaille de fer.** — Très utile contre la chlorose et l'anémie, à la dose d'une pincée renfermée dans une *Capsule vide de Le Huby* (280), à prendre au moment des repas.

**413. — Limonades.** — Ce sont des boissons acidules faites avec des citrons coupés en tranches et macérées dans l'eau, ou avec des acides comme acide tartrique, citrique, sulfurique.

La *Limonade purgative* doit être faite au moyen du citrate de magnésie; mais comme elle est d'un prix un peu élevé, elle est faite généralement avec le tartrate de soude, qui est loin d'être un aussi bon purgatif et n'a pas un goût aussi agréable. Il vaut mieux faire soi-même sa limonade au moyen du *Citrate de magnésie effervescent* (306).

**414. — Liniments.** — Ce sont des médicaments destinés à oindre ou frotter la peau. Ils sont généralement composés de subs-

tances huileuses. Ils ont des propriétés excitantes avec l'*ammoniaque*, ou l'*essence de
térébenthine* ; calmantes, à l'aide du *laudanum*, du *chloroforme*. Pour les appliquer
on se sert d'ouate ou de flanelle, et on fric-
tionne plus ou moins vigoureusement selon
l'effet à obtenir.

**415. — Lithine.** — La lithine est une substance alcaline du genre de la soude, dont elle a
toutes les propriétés fondantes et résolutives,
mais à un bien plus haut degré. Aussi n'a-t-on pas
à redouter, en l'employant, la *cachexie alcaline*
qui se produit si souvent avec les *carbonates
de soude* ou *de potasse*, dans le traitement des
affections goutteuses, rhumatismales, des concrétions urinaires, de la gravelle, etc. Elle se
rencontre dans diverses eaux minérales, qui lui
doivent une partie de leurs propriétés, telles
sont les eaux de Carlsrhue, Carlsbad, Vichy,
Contréxeville, etc. Aussi la conseille-t-on dans
les mêmes cas que ces eaux. Fréquemment
employés en Angleterre, les sels de lithine
commencent à être très appréciés en France,
et leur usage s'en généralise de plus en plus,
surtout depuis qu'on s'est attaché à les pré-
senter sous une forme agréable et d'un dosage
facile. Les préparations de lithine de la maison
Leperdriel ont obtenu un grand succès auprès
des médecins, à cause précisément de ces deux
qualités. Ce sont :

Le *Carbonate de lithine effervescent*. Sera

donné de préférence aux personnes dont l'estomac est susceptible ou atteint de gastrite, gastralgie, dyspepsie. On en prend de deux à cinq doses par jour, chaque dose étant de 3 grammes, mesurés par la capacité du bouchon, ce qui représente 0,20 centigrammes de *Carbonate de lithine.*

Le *Citrate de lithine* se donne de la même manière et aux mêmes doses. Il aura la préférence, si l'estomac est bon et fonctionne bien.

Le *Benzoate de lithine effervescent* convient surtout dans le traitement des coliques néphrétiques ou hépatiques, du diabète, de l'albuminurie.

Le *Bromhydrate de lithine effervescent* agit comme calmant et antinerveux, à cause du brome et comme alcalin, à cause de la lithine. Il convient dans les affections calculeuses, goutteuses, compliquées d'éréthisme nerveux.

Le *Salicylate de lithine effervescent* est un antirhumatismal et un désobstruant, qui convient particulièrement dans le rhumatisme goutteux et chez les rhumatisants à tous les degrés.

Voyez *Sels effervescents.*

Les *Granuloïdes de carbonate et de citrate de lithine* ne contiennent que ces sels à l'état pur. Ils sont préparés spécialement par la maison Leperdriel sous la forme de petites dragées blanches pour le carbonate, roses pour le ci-

trate, et renfermant chacune 5 centigrammes
de sel.

**416. — Liqueur de Fowler.** — Préparation arsénicale utilisée dans le traitement des
affections de la peau et des cachexies. Il ne faut
l'employer qu'avec la plus grande précaution
et sur les indications détaillées du médecin.

**417. — Liqueur de Pearson.** — Préparation du même genre que la précédente, un
peu moins active. Mêmes observations.

**418. — Liqueur de Van Swieten.** —
Doit être ordonnée à la dose de une ou deux
cuillerées à bouche par jour dans le traitement
des accidents secondaires de la syphilis.

**419. — Loochs.** — Ce sont des espèces de
potions faites au moyen d'émulsions de substances huileuses. Ils conviennent surtout contre
la toux, et leurs propriétés calmantes pourront
être plus accentuées avec addition de sirop dia-
code ou de morphine; avec l'oxyde blanc d'antimoine on les rend expectorants.

**420. — Lycopode.** — La poussière qui s'é-
chappe du lycopode, sorte de mousse qui croît
dans les bois, sert à saupoudrer les petits enfants
pour les empêcher de se couper. Elle a sur l'amidon l'avantage de ne pas se mettre en pâte au con-

tact de la transpiration. On lui substitue parfois la poudre de vieux bois, moins coûteuse. Il sert en pharmacie pour rouler les pilules.


**421. — Magnésie.** — La *Magnésie carbonatée* ou *en pains*, sert à préparer le *Citrate de magnésie*. (Voyez ce mot.)

La *Magnésie calcinée* se donne à la dose de 8 à 10 grammes comme purgatif doux. Il importe de la conserver dans un flacon bien bouché. Très bonne contre les aigreurs d'estomac, à la dose d'une cuillerée à café après les repas. Dans ce cas, on lui préfère le *Sel de Vichy effervescent* comme plus agréable et plus efficace.


**422. — Manne.** — Suc sucré, provenant de certains frênes qui croissent en Sicile et en Italie. C'est un purgatif doux pour les enfants, à la dose de 30 à 60 grammes, dissous dans du lait.

Les *Pastilles de manne* s'emploient contre le rhume.


**423. — Matico.** — Les feuilles de matico ont été vantées contre la blennorrhagie et les hémorrhagies. Dose, 15 grammes par litre d'infusion.


**424. — Mauves.** — La tisane de mauves se fait dans les proportions de 8 grammes de fleurs par litre d'infusion. Adoucissante et pectorale.

Les décoctions de feuilles de mauves se donnent pour lotions ou lavements émollients.

**425. — Mélilot.** — L'infusion de mélilot se donne en compresses dans les maladies des yeux, l'érysipèle. Les fumigations de mélilot sont utiles contre la laryngite, l'enrouement, l'enchifrènement.

**426. — Mélisse.** — Plante aromatique de la famille des labiées, dont l'infusion se prend comme excitante et vulnéraire. Sert à faire une eau distillée et un alcoolat.

**427. — Menthe.** — Les menthes doivent leurs propriétés à une essence et un camphre particuliers. Elles sont stimulantes et excitantes. Il en existe une tisane, une eau distillée, un sirop, des pastilles et une essence. La préférence est donnée à la *Menthe poivrée*. La plus estimée est celle d'Angleterre.

**428. — Mercure.** — Métal liquide fort employé en médecine, malgré toutes les exagérations débitées sur son compte, non pas dans l'intérêt des malades, mais dans un but de réclame. Employé avec les précautions voulues pour éviter la salivation, on n'a rien à redouter de son emploi. Le *mercure métallique* sert à préparer l'*onguent napolitain* et quelques autres produits.

**429. — Miel.** — Le miel s'emploie pour sucrer les tisanes, les gargarismes et faire les miels médicinaux comme le Miel Rosat, le Miel de Mercuriale.

Le *Miel Rosat* se prépare avec les fleurs de roses. Il est légèrement astringent et sert à faire des collutoires et gargarismes.

**430. — Molène,** *Bouillon blanc.* — Les fleurs, pectorales et adoucissantes, entrent dans la composition des fleurs pectorales.

**431. — Morelle.** — Cette plante sert en injections vaginales dans les engorgements de matrice, dans la proportion de 50 grammes par litre de décoction; elle est vénéneuse.

**432. — Morphine.** — C'est un alcaloïde végétal tiré de l'opium dont il a les propriétés calmantes et soporifiques. Le *sulfate* et le *chlorydrate de morphine* sont usités sous forme de sirop et en injections hypodermiques, pour provoquer le sommeil, calmer les souffrances, etc.

Dans les maladies d'yeux, on se sert souvent du *Collyre sec de sulfate de morphine* de Leperdriel (314). — Voyez *Collyres secs.*

**433.— Mouches hypnotiques du D* Ricard.** —Ces mouches, préparées par la maison

Le Perdriel, s'emploient pour calmer les douleurs, névralgies, migraines, etc., pour éviter de faire usage de substances nuisibles à l'intérieur et ne pas recourir au médecin pour l'injection sous-cutanée. On les place le plus près possible du point douloureux, après avoir mouillé légèrement la peau ou la surface de la mouche à l'aide d'un pinceau. Placer une deuxième mouche près de la première, si l'effet désiré n'est pas obtenu au bout d'une heure. Elles sont en boîtes de 10, du prix de 1 fr.

**434. — Mouches de Milan. —** Pour produire la rubéfaction ou la vésication au moyen des mouches de Milan, on doit se servir de préférence des *Mouches de Milan sparadrapées*, de Leperdriel, plus égales, plus faciles à fixer et à maintenir en place que les mouches ordinaires : elles n'ont besoin d'aucune préparation : il suffit de les placer en pressant légèrement. Les laisser de 4 à 14 heures, selon l'effet que l'on désire produire, et après avoir percé la vésicule, on panse avec du *Taffetas à cautères* de Leperdriel, enduit de cérat.

**435. — Musc. —** Produit de sécrétion du *Chevrotin musqué.* C'est un antinerveux à administrer en potions ou lavements. Peu usité.

**436. — Nitrate d'argent,** *Azotate d'argent.*

—Ce sel sert comme caustique et astringent en injections, lavements, collyres. Sous cette dernière forme il ne se conserve bien qu'en *Collyre sec*. (Voyez ce mot.)

Le *Crayon de nitrate d'argent* ou *Pierre infernale* est d'un usage journalier, pour cautériser les plaies et réprimer les bourgeons charnus.

**437. — Noix vomique.** —Semence du *vomiquier*. Très vénéneuse, elle doit ses propriétés à la *Strychnine*. On l'emploie surtout contre la paralysie, l'atonie de l'estomac et des différents organes. Ne doit être vendue que sur les indications du médecin.

**438. — Onguent de la Mère.** — Remède populaire contre les clous, abcès, furoncles, blessures envenimées, etc. Au lieu de l'étendre sur de la toile avec un couteau chauffé, ainsi que cela se faisait autrefois, on se sert aujourd'hui de *Sparadrap d'onguent de la Mère*, comme celui que prépare la Maison Leperdriel.

**439. — Onguent napolitain,** *Pommade mercurielle double.*—Fondant, résolutif, antisyphilitique, cet onguent est d'un usage journalier dans le traitement des glandes et engorgements de toute nature, panaris, chancres, etc.

Il faut avoir soin d'enlever les bagues, boucles d'oreilles en or ou en argent qui pourraient

être atteintes par ce médicament, car elles se-
raient détériorées.

L'*Onguent gris* est de l'onguent napolitain
étendu d'axonge. Il sert à détruire les poux et
autres parasites analogues.

**440. — Onguent populeum.** — Préparé
au moyen de plantes calmantes et narcotiques,
cet onguent s'emploie surtout contre les hémorrhoïdes.

**441. — Opiats.** — Médicaments ayant la
forme de pâte molle dont on fait de petites
boules au moment de les avaler.

**442. — Opium.** — C'est le suc concret du
*Pavot blanc* qui n'acquiert bien toutes ses vertus
que sous le climat de l'Orient. C'est celui de
Smyrne qui est le plus estimé. L'opium doit
ses propriétés calmantes et soporifiques à plusieurs alcaloïdes ou principes actifs dont les
plus connus sont la *Morphine* et la *Codéïne.*
Il est administré sous forme de pilules et de
sirop. Il entre dans la composition du laudanum et d'une foule d'autres préparations. C'est
un remède héroïque, mais dont il ne faut se
servir qu'avec les avis du médecin. Pour les
empoisonnements par l'opium, on se confor-
mera aux indications que nous avons données
à l'article *Laudanum.*

**443. — Oranger.** — Les feuilles de cet arbrisseau sont antinerveuses et s'emploient en infusion, seules ou avec du tilleul.

Avec les fleurs, on fait une eau distillée, fort employée pour aromatiser les potions.

Avec les fruits, on fait une boisson agréable, l'orangeade.

L'écorce des oranges amères sert à préparer la liqueur de curaçao et le sirop d'écorces d'oranges amères.

**444.— Orge.**—Cette semence mondée constitue l'orge perlé qui sert à faire des tisanes et des gargarismes adoucissants, dans la proportion de 30 grammes par litres de décoction.

**445. — Ovules médicamenteux.** — Ce sont des capsules vides pouvant contenir de 10 à 15 grammes de médicament et que l'on introduit dans le rectum ou le vagin, où elles se fondent promptement, et déposent ainsi sur les parties malades les substances émollientes, toniques ou astringentes, dont on les a remplies. Ils trouvent aussi leur application dans la pharmacie vétérinaire. La maison Lepordriel les fabrique spécialement.

**446. — Ouate.** — L'ouate blanche sert pour le pansement des brûlures, pour envelopper les jointures atteintes de rhumatisme et pour la confection de divers pansements et apparoils. Il y a aussi des *Cotons iodés, phé-niqués, lavés.*

**447. — Oxydes de fer. —** Les principaux sont le *Colcothar,* le *Safran de mars,* l'*Oxyde noir.* Ils sont peu employés; on leur préfère généralement le *Carbonate de fer.* (Voyez ce mot.)

**448. — Oxydes de plomb. —** Ce sont le *Massicot,* la *Litharge,* qui sert à faire les emplâtres et l'extrait de saturne, le *Minium* qui entre dans la composition de quelques emplâtres et pommades, et enfin l'*Acide plombique* et l'*Oxyde puce,* inusités.

**449. — Oxyde de zinc,** *Fleurs de zinc.* — C'est un anti-nerveux ; il entre dans la composition des pilules de Méglin. Il permet aussi une pommade contre les maux d'yeux.

**450. — Oxygène. —** C'est le principe vivifiant et indispensable à tous les êtres organisés. Il fait partie de l'air que nous respirons. On l'emploie à l'état pur, en inhalations, dans le traitement de quelques maladies et contre l'asphyxie par les gaz délétères.

**451. — Pains médicinaux. —** Le plus usité est le pain de gluten, recommandé dans le diabète. Les pains à la rhubarbe, à l'huile de foie de morue, ferrugineux ne sont pas usités.

**452. — Pain azyme.** — Pour envelopper les poudres et les opiats. Dans beaucoup de circonstances on se sert plutôt des *Capsules vides de Le Huby* (280), d'un emploi plus commode.

**453. — Pancréatine.** — Cette substance est pour la digestion des matières grasses, ce que la pepsine est pour les viandes. S'ordonne à l'intérieur dans certains cas de dyspepsie.

**454. — Papier.** — Pour le pansement des vésicatoires, plaies, cautères, etc, on se sert des *Compresses en papier de Leperdriel* (316); pour l'entretien des vésicatoires et cautères des *Papiers épispastiques* (455); *Papier adoucissant et Taffetas épispastique* (532); contre les douleurs de reins, de *Papiers chimiques;* pour produire des révulsions, de *Papiers révulsifs au Thapsia* (540) etc.

**455. — Papiers épispastiques.** — Aujourd'hui, les anciennes pommades, d'un emploi difficile et désagréable, pour le pansement des vésicatoires, sont complètement remplacées par les *Papiers,* et mieux encore, les *Taffetas épispastiques,* préparés par la maison Leperdriel.

Le *Papier épispastique de Leperdriel* comprend trois numéros progressifs : le n° 1 est le moins actif et convient aux personnes irritables, dont l'humeur s'écoule facilement; le n° 2 est le plus employé; le n° 3 convient surtout pour les enfants, chez lesquels la plaie tend souvent à se déformer. — Voyez *Taffetas épispastique* (532).

**456. — Pariétaire.** — Plante diurétique qui vient sur les vieux murs et qui sert à faire une tisane, dans la proportion de 10 grammes par litre d'infusion.

**457. — Pastilles.** — Cette forme pharmaceutique permet d'administrer certains médicaments d'une manière agréable, et est avantageuse comme conservation.

Les pastilles les plus usitées sont celles de *Vichy*, aromatisées à tort avec des substances irritantes, et auxquelles on doit préférer pour cette raison le *Sel de Vichy effervescent* (506); de *calomel*, de *charbon*, de *chlorate de potasse*, de *gomme*, d'*ipéca*, de *hermès*, de *manne*, de *soufre*, etc. La dose moyenne est de 10 à 12 par jour.

**458. — Pâtes pectotales.** — Les plus employées sont celles de jujube, de lichen, de guimauve, et de réglisse.

**459. — Patience.** — Dépuratif prescrit dans le traitement des maladies de peau, en décoction de 20 grammes de racine de patience par litre d'eau, à prendre un verre ou deux chaque jour.

**460. — Pavot.** — Les têtes de pavot sont calmantes et narcotiques. Bouillies dans l'eau pour lavements, injections, gargarismes, cataplasmes.

Les graines de pavot, servent à fabriquer l'huile d'œillette.

**461. — Pêcher.** — Les fleurs de pêcher servent à faire un sirop laxatif favorable aux enfants comme celui de chicorée.

**462. — Pensée sauvage.** — Plante dépurative à prendre en tisane dans la proportion de 10 grammes par litre d'infusion, contre les maladies de peau.

**463. — Pepsine.** — Substance tirée de l'estomac du veau et qui sert à la digestion des aliments azotés, comme la viande, par exemple. On l'administre en vins, élixir, sirop, etc., dans les cas où la pepsine naturelle fait défaut. Les *Capsules vides de Le Huby* (280) permettent de l'administrer aisément en nature.

**464. — Perchlorure de fer liquide.** — C'est un hémostatique fort efficace tant à l'extérieur qu'à l'intérieur. Dans le premier cas il s'applique au moyen de l'amadou ou de la charpie, pur ou étendu d'eau, dans le second, en potions, sirop, à la dose de un à deux grammes, selon l'ordonnance du médecin.

## 465. — Permanganate de potasse. —

Ce sel est un antiseptique et un désinfectant de premier ordre. Malheureusement on ne le trouve guère à l'état de pureté dans le commerce, et il renferme très souvent des substances irritantes, tels que chlorures alcalins et potasse libre, qui en rendent l'usage dangereux. C'est cette considération qui a conduit M. Leperdriel à composer une *Solution titrée de permanganate de potasse pure*, qui a, sur les désinfectants ordinaires (chlore, chlorures, acide phénique), l'immense avantage de ne rien sentir. Son usage est indiqué :

1°Dans le traitement du chancre et des plaies, comme caustique et désinfectant, à l'état pur, mais d'après l'avis du médecin ;

2° Dans le pansement des ulcères simples ou gangréneux, des vésicatoires fétides, des brûlures, etc., et aussi en gargarismes, dans le cas de mauvaise haleine, d'ulcères de la bouche, de la langue et des gencives, et en injections dans les cancers de l'utérus et les fleurs blanches, à la dose d'une cuillerée à café dans un verre d'eau ;

3° Comme eau de toilette et pour désinfecter

les linges, objets de pansement, les garde-robes, à la dose d'une cuillerée à café par litre d'eau ;

4° Enfin, pour désinfecter la chambre des malades, les lieux dont l'air est vicié, à la dose d'une cuillerée à café dans un litre d'eau, distribué sur plusieurs assiettes, ou en arrosages et aspersions.

Lorsque la solution se décolore, il faut la renouveler.

Ne pas en asperger à l'état pur les linges à conserver, car elle les détruirait. Mais cela n'a aucun inconvénient lorsqu'elle est étendue d'eau ; il suffit de laver le linge à l'eau de citron pour enlever les taches.

**466.—Petit lait.** — Le petit lait se prépare en faisant cailler du lait frais additionné d'un blanc d'œuf battu dans un peu d'eau ; au moyen de 25 grammes de vinaigre ou 1 gramme d'*Acide tartrique* par litre d'eau ; on fait bouillir, puis on filtre. Il se prend froid, comme rafraîchissant, dans les maladies de foie, d'estomac et d'intestins.

**467. — Pharmacies portatives.** — Cette branche d'industrie, dont l'importance s'accroît de jour en jour, a été portée à son plus haut degré de perfection par la maison Leperdriel, qui tient le premier rang sous ce rapport parmi les maisons spéciales pour cette fabrication. Il est inutile de faire ressortir de quelle importance il convient d'avoir sous la main les objets de première nécessité, en cas d'imprévu, et en attendant les secours du médecin, lorsqu'ils sont nécessaires. C'est un véritable bienfait que d'avoir pu réunir, sous un petit volume, d'une manière intelligente et prévoyante, tout ce qui peut être nécessaire en cas de détresse. Le choix des pharmacies portatives de la maison Leperdriel est très varié, comme les besoins auxquels celles-ci répondent. Voici les principaux types :

1° *Pharmacie de poche Marinier.* — Ce sont de petits nécessaires portatifs, semblables, pour la forme et la grandeur, aux portemonnaie et aux porte-cigares, et garnis de tout ce qui est nécessaire en cas d'accident ou d'imprévu : *taffetas vulnéraire; rondelles* pour les cors ; *mouches hypnotiques;* flacons pour l'ammoniaque, *l'éther, l'arnica, l'extrait de saturne,* etc. ; *ciseaux, lancettes, pinces à échardes, porte-nitrate,* etc. Il y a six numéros de grandeurs différentes, pour la chasse, la promenade, les voyages, etc,

2° *Pharmacie du soldat.* — Elle rentre dans la catégorie des précédentes, mais elle est disposée d'une manière particulière pour son usage spécial. On y place du *perchlorure de fer,* du *collodion,* des *ciseaux,* du *fil ciré,* des *aiguilles,* de la *charpie,* des *bandes,* une *pince,* du *taffetas vulnéraire,* en un mot tout l'outillage nécessaire aux premiers pansements du soldat. Elle comprend deux variétés : 1° en maroquin pour officier ; 2° en imitation pour soldat.

3° *Pharmacies homœopathiques.* — Elles comprennent trois types principaux : la boîte à tubes debout, la boîte à tubes couchés et la pharmacie en portefeuille.

4° *Coffres à médicaments.* — Il existe dix numéros de coffres pouvant répondre à tous les besoins, indépendamment des modèles spéciaux que la maison Leperdriel peut fabriquer sur commande. Les coffres de secours conviennent pour les familles, usines, manufactures, châteaux, grandes exploitations, etc. Leur composition, qui peut varier selon le climat et les habitudes, renferme les médicaments et les instruments les plus usuels. Pour avoir une idée du degré de perfection auquel on est parvenu dans ce genre, consulter le catalogue de la maison Le Perdriel, qui est envoyé sur demande, et dans lequel se trouvent tous les détails avec représentation figurée des boîtes de secours, détails et figures que nous ne pouvons reproduire ici.

**468. — Phosphate de chaux.** — Cette substance fait partie du corps humain et lorsqu'elle lui fait défaut, il en résulte de grandes maladies. Aussi est-elle un des médicaments les plus utiles. Le phosphate de chaux se donne ordinairement en nature sous forme de poudre, ou en vin, élixir, etc.. dans le traitement des maladies des os, de la phthisie, de la scrofule, etc.

**469. — Phosphate de soude. —** Sel purgatif à la dose de 30 grammes. Il se prend comme le sulfate de magnésie. Peu employé.

**470. — Phosphate de fer. —** Substance en poudre insoluble, délaissée aujourd'hui pour le *Pyrophosphate de fer* (184), qui jouit de propriétés remarquables comme phosphate et sel de fer.

**471.— Phosphore.—** Le phosphore existe à l'état de combinaison dans les phosphates. Il a été employé sous forme d'*Huile phosphorée* en frictions, et à l'intérieur contre la paralysie, les rhumatismes, etc. On lui préfère les *Phosphates*, pour l'intérieur, comme absolument inoffensifs.

**472. — Pied de chat. —** Les fleurs font partie des *Fleurs pectorales*. (Voyez ce mot.)

**473.— Pierre divine.—** C'est un caustique qui convient pour détruire les granulations de la conjonctive et modifier la nature des trajets fistuleux

**474. — Pilules.** — La forme pilulaire est extrémement commode pour administrer les médicaments. Cependant, certaines personnes ne peuvent les avaler. D'autre part, elles sont parfois sujettes à se durcir au point de devenir insolubles dans l'intestin. Il est souvent plus avantageux de faire prendre le médicament en nature. Pour obvier à ces inconvénients, il existe les *Capsules vides de Le Huby* (280) qui sont susceptibles de se ramollir au contact de l'eau et permettent une déglutition plus facile que les pilules.

**475.. — Podophylle.** — La racine de cette plante est purgative; on en retire une résine nommée *Podophylline*, prescrite en pilules contre la constipation.

**476. — Pois élastiques.** — La plupart des pois pour le pansement des cautères irritent et déforment la plaie, et sont une cause de souffrance et d'inconvénients de toute nature. Généralement trop durs ou prenant une forme irrégulière, ils ne répondent pas aux besoins auxquels on les destine. Frappé de ces inconvénients et pour donner satisfaction aux justes plaintes des malades et des médecins, M. Leperdriel eut l'heureuse idée de fabriquer des *Pois élastiques* dont nous avons déjà parlé à l'article *Cautères*, et qui permettent d'adoucir, d'exciter ou de désinfecter le cautère, selon l'espèce que l'on emploie, et cela sans aucun des inconvénients des autres pois : ils se gonflent uniformément, deviennent souples, conservent leur forme arrondie, et dilatent doucement la plaie en provoquant une suppuration uniforme et régulière. — (Voyez *Cautères*.)

**477.—Poisons.**—D'une manière absolue, il n'existe qu'un très petit nombre de poisons, car telle substance, dangereuse à certaine dose, devient au contraire bienfaisante à dose médicamenteuse. Ce qu'il importe de savoir, c'est que tel médicament, précieux et inoffensif quand il est employé convenablement, peut devenir dangereux à dose plus élevée. Nous citerons comme devant être employés avec circonspection : les alcaloïdes végétaux comme *morphine*, *codéine*, *strychnine*, *atropine*; l'*arsenic* et ses préparations; la *belladone* et ses préparations; les *cantharides*, le *chloroforme*, la *ciguë*, la *digitale*, l'*émétique*, la *jusquiame*, la *nicotine* ou *tabac*, l'*opium*, le *laudanum*, le *phosphore*, le *seigle ergoté*, le *stramoine* ou *pomme épineuse*; certains *sels de mercure*, comme le *sublimé corrosif*, et, dans certaines circonstances, le *calomel*. — (Voyez *Empoisonnements*.)

**478. — Pommades.** — Elles diffèrent des onguents en ce qu'elles ne renferment pas de substances résineuses. C'est généralement

de la graisse de porc, fondue ou purifiée, nommée *Axonge*, qui sert à les préparer. Les plus
connues sont: la *pommade aux concombres*, la
*pommade rosat*, la *pommade camphrée* et les
différentes *pommades épispastiques*, aujour-
d'hui abandonnées pour les *papiers* et *taffetas
épispastiques de Le Perdriel* (532).(V. *Vaseline*).


**479.—Pommade Le Perdriel,** *contre les
peaux blanches.* —Cette pommade est prescrite
pour faire disparaitre les peaux blanches qui se
forment à la surface des vésicatoires lorsqu'on
néglige de les panser avec un numéro de papier épispastique assez fort, ou bien lorsqu'on
abuse des lotions émollientes ou des bains. Dès
la formation des peaux blanches, il faut immédiatement panser le vésicatoire avec la
*Pommade de Le Perdriel,* étendue en couches
légères sur du *Taffetas rafraîchissant* (533),
coupé en écussons convenables et incisés.


**480. — Potasse caustique.** —Sert principalement pour produire des cautères et
faire des cautérisations. La forme la plus
commode est sans contredit celle qui est connue sous le nom de *Caustique Filhos,* tel que le
prépare la maison Leperdriel. La potasse ordinaire, en effet, est très déliquescente et peu
maniable, et son action n'est pas facile à limi-
ter; avec le caustique Filhos, tous ces inconvénients disparaissent.

**481. — Potions,** *Juleps.*—Préparations à faire au moment du besoin, car elles ne se conservent guère plus de deux ou trois jours, parfois moins. Une potion s'administre par cuillerées, à intervalles assez rapprochés. Si elles contiennent une substance insoluble telle que le *kermès* ou le *sous-nitrate de bismuth*, il faut avoir soin de bien agiter la bouteille avant de verser dans la cuillère.

**482. — Précipité. —** Le *Précipité rouge* sert en pommade dans les maladies des yeux et pour détruire les poux.

Le *Précipité blanc* s'emploie également en pommade; celle-ci est efficace dans un très grand nombre de maladies de la peau.

**483. — Purgatifs. —** Ils sont divisés en : 1° *Laxatifs*, qui purgent doucement, comme la *manne*, le *miel*, l'*huile d'amandes douces*, le *sirop de chicorée*, etc.; 2° *Cathartiques*, qui irritent suffisamment l'intestin, mais sans l'enflammer, comme le *calomel*, les *sels purgatifs*, le *séné*, la *magnésie*, l'*huile de ricin*; 3° *Drastiques* ou purgatifs violents, comme *aloès*, *colchique*, *coloquinte*, *jalap*.

**484.—Pyrophosphate de fer.**--Cet excellent médicament est la plus digestive de toutes les préparations de fer et la plus facilement supportée. Il agit non seulement comme fer, mais

encore comme phosphate, c'est-à-dire qu'il est
le régénérateur le plus complet du sang, puis-
qu'il renferme les principes les plus importants
de ce liquide et des parties essentielles du corps
humain. Le *Pyrophosphate de fer effervescent
de Le Perdriel* (505), qui est la forme la plus
convenable pour l'administrer, se donne par
doses de 3 grammes de sel granulé, représentant 0,20 de *Pyrophosphate de fer*, matin et
soir, aux repas. — Voyez *Sels de fer effervescents* (505).


**485.—Quassia amara,** *Bois de Surinam.*
— C'est un bois amer, tonique, stomachique et
fortifiant, fort apprécié par les médecins dans
le traitement des *anémies*, de la *scrofule*, du
*scorbut*, des *fièvres intermittentes*, etc. La manière la plus commode de l'employer est celle
qui est offerte par le *quassia amara de Bellin*.
Ce quassia se présente sous forme d'une carte
du poids d'un gramme, qu'il suffit de plonger
pendant quatre à cinq minutes dans un verre
d'eau. Ce moyen est bien supérieur à l'emploi
des tasses et gobelets de quassia, qui perdent
promptement leur principe actif.


**486.—Elixir de Surinam.**—C'est une liqueur stomachique préparée avec du *quassia amara*. Elle renferme, sous la forme très
agréable de liqueur de table, toutes les propriétés toniques, apéritives et digestives du quassia,

A prendre à jeun, comme cordial et antiglaireux, ou après le repas, comme digestif. On peut le donner dans les mêmes circonstances que l'*eau de mélisse* des carmes. Étendu d'eau ou d'eau de seltz, il forme une boisson des plus agréables.

**487.—Queues de cerises.—** Se prennent en infusion comme tisane pour pousser aux urines.

**488. — Quinine. —** C'est la partie la plus active des quinquinas, d'où on l'extrait pour faire le *Sulfate de quinine*.

Un mode extrèmement commode d'administration du sulfate de quinine consiste à le prendre dans des capsules vides de *Le Huby* (280).

**489. — Quinquina. —** Grands arbres de l'Amérique équatoriale, qui croissent à une altitude de 1000 à 1300 mètres, et qui fournissent à la médecine leur écorce si précieuse pour la guérison des fièvres intermittentes et le traitement d'une foule d'autres maladies.

Les écorces de quinquina comprennent trois sortes principales : la grise, la jaune et la rouge. Leurs propriétés sont dues surtout à la *Quinine* et à la *Cinchonine*.

*Vin de quinquina :* Écorce de quinquina jaune, 30 grammes, ou gris, 60. Faites macérer pendant 24 heures dans un demi-verre de cognac ; ajoutez un litre de bon vin rouge ; agitez de temps à autre et filtrez au bout de cinq jours. Le *vin de quinquina* au *malaga* se fait de même, mais sans alcool.

Le *Sirop de quinquina* convient surtout aux enfants et aux personnes délicates.

La *Poudre* et l'*Extrait de quinquina* s'administrent très facilement au moyen des *Capsules vides de Le Huby* (280).

**489 bis.—Raifort**, *Cochléaria.*— Antiscorbutique qui sert à faire le *sirop* et le *vin* du même nom.

**490. — Ratanhia.** — Racine astringente employée avec succès dans le traitement de la dysentérie, des diarrhées, des hémorrhagies. Donne une décoction, une teinture, un extrait, un sirop.

**491. — Réglisse.** — Arbuste dont la tige souterraine, appelée à tort racine, est employée à cause de son goût sucré pour faire la *tisane de réglisse*, la boisson dite coco et le *suc de réglisse*. Il ne faut pas faire bouillir la tisane de réglisse, mais la préparer à froid ou seulement par infusion, son goût est ainsi plus agréable.

La racine de réglisse est la base d'une pâte pectorale et digestive connue sous le nom de *Réglisse Sanguinède.*

**492.—Rhubarbe.**—La racine de rhubarbe est digestive, stomachique, fortifiante et laxative, à dose faible, purgative à dose forte. Les doses sont de 0,30 ou 0,40 centigrammes à chaque repas, dans une *Capsule vide de*

**493.—Ricins.**— Les ricins sont les semences d'un arbrisseau du même nom et qui jouissent de propriétés purgatives énergiques. Ils donnent une huile fort utile comme purgatif. — Voyez *Huile de ricin.*

**494.—Riz.**—Graminée de l'Inde et des pays tropicaux, dont la semence sert à faire une tisane adoucissante contre la diarrhée, et une poudre pour la toilette.

**495. — Rondelles végéto-minérales Marinier** — Utiles pour le soulagement instantané et la guérison des cors, œils de perdrix, durillons, etc. Elles agissent autant par leur composition végéto-minérale, que par leur forme, qui permet de mettre complètement la partie douloureuse à l'abri du frottement et de la pression. Il en existe trois nᵒˢ de grandeurs différentes.— Voyez *Cors.*

**496. — Roses.** — Les *Roses* sont employées en pharmacie pour la confection du *Miel rosat* et de l'*Eau distillée de roses.* Elles jouissent de propriétés légèrement astringentes.

**497.—Safran.**—Les stigmates de la fleur du safran sont connus en médecine comme stimulant, excitant et emménagogue. Le safran entre dans la composition du *Laudanum de Sydenham.*

**498.—Salycilates** et *Acide salycilique.*—Ces substances, fort en vogue dans le traitement de la goutte et du rhumatisme, offrent un assez grand nombre de bonnes préparations, en tête desquelles on place le *Salycilate de lithine effervescent* (415).

**499. — Salsepareille.** — Cette racine est vantée comme dépuratif dans le traitement de la syphilis et des maladies de la peau. Elle est associée souvent à l'Iodure de potassium. Sert à faire une *tisane*, dans la proportion de 50 grammes par litre de décoction, une *essence*, un *sirop* et un *extrait.*

**500. — Sangsues.** — Vers à sang rouge, vivant dans l'eau, et dont on utilise la propriété qu'ils ont de sucer le sang, pour produire des saignées locales. Pour que les sangsues prennent, il faut que la peau soit très propre et ne contienne aucune substance étrangère. On place les sangsues dans un pot, un verre, un tube, ou bien on les tient par leur extrémité postérieure. Lorsqu'elles sont pleines, elles tombent d'elles-mêmes; après quoi le sang doit couler, et s'arrêter de lui-même au bout d'un quart d'heure au plus, sinon on obture la piqûre avec une rondelle de *Taffetas vulnéraire* (534), ou un peu d'amadou imprégné de perchlorure de fer; il faut presser pendant quelques instants sur la piqûre. Pour laisser couler le sang plus longtemps, si cela est utile, on applique un cataplasme de son. Les sangsues ne doivent jamais servir qu'une fois.

**501.—Santonine.**—Principe vermifuge extrait du semen-contra. Administré en pastilles, dragées, biscuits, à la dose de 2 à 5 centigrammes pour enfants, 10 à 15 pour adultes.

**502.—Saponaire.**—Les feuilles et la racine passent pour dépuratives et se donnent en infusion dans la proportion de 20 grammes par litre.

**503. —Sauge.—** Plante aromatique, vulnéraire, excitante et résolutive, qui passait autrefois pour guérir tous les maux. Presque abandonné aujourd'hui.

**504. —Scammonée,** *Diagrède.* —Résine purgative à la dose de 40 centigrammes à 1 gramme. Se donne surtout en *Biscuits.*

**505—Sels effervescents de Leperdriel** — Ce sont des médicaments granulés, ayant la forme de petits globules légers,très poreux, qui se dissolvent instantanément dans l'eau en donnant naissance à un dégagement gazeux d'acide carbonique qui en rend l'absorption et l'assimilation agréables et faciles.

Ils peuvent remplacer la plupart des eaux minérales, sur lesquelles ils ont l'avantage d'être d'un transport facile, d'un prix moins élevé, et d'une conservation indéfinie.

Ils sont vendus en flacons bouchés d'une manière particulière, qui les empêche de subir le contact de l'air et de s'altérer. Le godet qui surmonte le bouchon sert de mesure pour une dose.

*Sels de lithine effervescents.* — Ce sont : le carbonate, le citrate, le benzoate et le salycilate. — Voyez *Lithine.*

*Sels de fer effervescents.* — Ce sont: le carbonate, le *pyrophosphate* et le *citrate.* Ils sont rendus solubles et digestifs au moyen du *citrotartrate de soude,*qui empêche la constipation. A prendre généralement au moment du repas. Il faut verser le sel dans l'eau d'abord et ajouter ensuite le vin peu à peu. (Voyez *Carbonate de fer, Citrate de fer, Pyrophosphate de fer*).

*Sels purgatifs effervescents.* — Ce sont : le *Citrate de magnésie,* les *Sels de Sedlitz,* les *Sels de Püllna* et le *Sel purgatif Le Perdriel.*Leur avantage est de n'occasionner ni nausées ni vomissements et de pouvoir se prendre pendant un long temps sans inconvénients.

Comme *purgatif*, on prend le contenu du flacon, le matin à jeun. Pour les enfants, trois doses suffisent.

Comme *laxatif*, deux doses tous les matins; elles correspondent à un verre d'eau de *Püllna*, de *Sedlitz*, de *Fredericschall*, etc.

**506.—Sel de Vichy effervescent.** — En flacons de vingt doses, représentant chacune exactement un verre d'eau de Vichy. Son avantage sur celle-ci est d'être facile à transporter et de se conserver mieux. Il se prend aux repas, de la même manière que les *Sels de fer effervescents* (357).

**507.—Semen contra**, *Graine aux vers*.— Ce sont les fleurs desséchées, et non les graines, d'une plante de l'Asie-Mineure. Leur principe actif est la *Santonine*. Elles sont vermifuges et se donnent en infusion ou dragées, ou dans des *Capsules vides Le Huby* (280).

**508. — Séné.** — Les *feuilles* de séné sont un bon purgatif, seules ou associées au sulfate de soude ou de magnésie. Dose, 10 à 15 grammes en infusion.

Les *follicules* s'emploient en lavement.

**509.—Serre-bras.**—Au lieu des bandes de linge employées autrefois pour le pansement des vésicatoires et cautères du bras et qui

avaient l'inconvénient d'atrophier le membre
et de se laisser traverser par la suppuration, il
est mieux d'employer les *serre-bras élastiques
Leperdriel*, qui sont plus commodes, maintien-
nent parfaitement le pansement sans produire
l'atrophie du membre, et permettent au malade
de se soigner seul; enfin ils protègent mieux
la plaie, sont propres, imperméables, et ne nécessitent aucune dépense d'entretien.

**510.—Sinapismes.**—Ce sont des révulsifs
préparés au moyen de la farine de moutarde,
délayée dans de l'eau tiède, et appliqués à
nu sur la peau sans y rien ajouter. On se sert
beaucoup aujourd'hui de moutarde en feuilles
ou papiers sinapisés, qu'il suffit de plonger
dans l'eau au moment de s'en servir. Il ne faut
pas laisser un sinapisme à la même place pendant plus d'un quart d'heure ou d'une demi-
heure, quand bien même le malade ne sentirait
rien.

**511.— Sirops.** — Les sirops sont fort employés pour la conservation et l'administration
des substances médicamenteuses. Leur préparation demande des soins, de l'habitude, et
des connaissances particulières qui sont du
domaine de la pharmacie. Pour éviter la
fermentation, il faut tenir les sirops en un
lieu frais.

Les plus connus sont: le *Sirop simple* préparé avec de l'eau et du sucre et qui sert à

fabriquer d'autres sirops ; le *Sirop de Tolu*, usité contre la toux ; les *Sirops de Morphine* et de *Codéine*, qui sont des calmants assez énergiques ; le *Sirop de Coings*, utile dans les cas de diarrhée ; le *Sirop de Gomme*, adoucissant ; le *Sirop d'Ipéca*, vomitif ; le *Sirop d'Orgeat*, pour boisson d'agrément ; le *Sirop de Desessarts*, efficace contre la toux des enfants; le *Sirop Antiscorbutique*, dépuratif et fortifiant, etc., etc.

**512.—Solution dépurative Dubois** aux *Hydriodates alcalins.* — Ce dépuratif sert dans le traitement des maladies et vices du sang et des humeurs, à la dose de une à deux cuillerées à bouche par jour dans un peu d'eau ou de tisane ; il se prend au moment du repas. Tous les huit jours on en suspend l'usage pendant deux ou trois jours. Plus actif et n'ayant pas les inconvénients de l'iodure de potassium, il le remplace dans les mêmes cas.

On peut se procurer ce dépuratif à la pharmacie Le Perdriel.

**513.—Sondes.**—Elles diffèrent des bougies en ce que celles-ci ne sont pas percées. A introduire dans le canal de l'urèthre pour pénétrer dans la vessie et la vider de l'urine qu'elle renferme. Usité dans le traitement des rétrécissements et de la rétention d'urine, ce moyen nécessite l'intervention et les conseils du médecin.

**514. — Soufre.** — Les *fleurs de soufre* servent en pommade, à l'extérieur, et en pastilles à l'intérieur. Maladies de la peau, catarrhes.

**515. — Sparadraps.** — Ce sont des tissus recouverts de substances médicamenteuses, formant des espèces d'emplâtres. Quelques maisons spéciales, en tête desquelles il faut placer la *maison Le Perdriel*, se sont acquis une grande réputation pour la perfection avec laquelle elles fabriquent les *sparadraps* et les *toiles emplastiques*. La maison que nous venons de citer fabrique tous les produits de ce genre, parmi lesquels :

Le *Sparadrap* officinal, employé journellement pour les pansements et opérations chirurgicales et la réunion des plaies et déchirures de la peau.

Le *Sparadrap* de *diachylon*, qui sert aux mêmes usages, mais qui est plus adhésif et antiseptique.

Le *Sparadrap* de *poix de Bourgogne*, simple ou *émétisé*, pour produire des boutons à la peau. Il est délaissé depuis l'application du *Thapsia* aux usages médicaux.

Le *Sparadrap* de *Vigo*, fondant et résolutif, fort utile sur les glandes engorgées, bubons, piqûres ou coupures malsaines ou envenimées, pantaris commençants, et pour faire avorter les pustules de variole.

Le *Sparadrap de ciguë*, employé par les médecins dans certains cas d'engorgements chroniques.

Le *Sparadrap d'onguent de la mère*, d'un usage journalier pour faire mûrir et percer les clous, furoncles, anthrax, mal blanc, abcès, tumeurs, etc.

Le *Sparadrap de Belladone*, employé comme calmant contre les douleurs goutteuses, rhumatismales, névralgiques.

Le *Sparadrap de Bavière*. Même emploi que l'onguent de la mère, etc., etc.

La maison Le Perdriel les délivre en bandes de 1ᵐ. sur 0.20 cent. de largeur.


**516.—Staphysaigre.—**La *Poudre de Staphysaigre* est efficace pour détruire les poux.


**516 bis. — Stramoine,** *Datura, Pomme épineuse.* — C'est une plante de la même famille et jouissant des mêmes propriétés que la *Belladone* et la *Jusquiame.* Son principe actif se nomme *Daturine,* et s'emploie surtout en collyres. — *Voyez collyres secs* (314).

Les feuilles de stramoine s'emploient en fumigations et cigarettes contre l'asthme.


**517.—Sublimé corrosif.—**Ce sel est ordonné dans le traitement de la syphilis et fait partie de la *Liqueur de Van Swieten*. Il ne faut l'employer que sur l'ordonnance du médecin.

**518.—Suc d'herbes dépuratif.** — Pilez ensemble poids égal de feuilles de chicorée, de fumeterre, de cresson et de laitue, exprimez et passez. Une tasse tous les matins.

**519. — Sulfate de cadmium.** — Doué de propriétés astringeantes, ce sel est utile dans le traitement des maladies des yeux. — Voyez *Collyres secs* (314).

**520.—Sulfate de cuivre,** *Couperose bleue.* — En cristaux ou en crayons, il sert à cautériser les granulations de la conjonctive. Sert beaucoup aussi en collyres — (Voyez *Collyres secs*). A l'intérieur, il est vomitif.

**521.—Sulfate de fer,** *Couperose verte.* — Sel astringent, fortifiant et fébrifuge. Ne s'emploie guère qu'à l'extérieur, en injections.

**522. — Sulfate de magnésie,** *Sel de Sedlitz.* — Purgatif excellent à la dose de 15 à 60 grammes. Le meilleur moyen de le prendre sans répugnance, c'est de l'employer sous forme de *Sel effervescent* (505).

**523. — Sulfate de morphine.** — La morphine étant fort peu soluble, on donne la préférence au sulfate et au chlorhydrate de morphine. On les administre à l'intérieur en sirop et en pilules, et à l'extérieur en injections sous-cutanées et en collyre. — *Voyez collyres secs* (314).

**524.—Sulfate de potasse,** *Sel Duobus.*— A prendre 4 grammes par jour, pour faire passer le lait.

**525.—Sulfate de quinine.** —Ce médicament, d'un usage si répandu, a une amertume très prononcée, qui en rend l'administration parfois très difficile chez les enfants et les personnes qui ne peuvent prendre de pilules. En pareille circonstance, il est heureux de pouvoir recourir aux *Capsules vides de Le Huby* (280) qui prennent une consistance molle au contact de l'eau et masquent l'amertume du sel.

**526.—Sulfate de soude.**—Mêmes propriétés et même mode d'emploi que le *sulfate de magnésie* (522).

**527.—Sulfate de zinc,** *Couperose blanche.* — Il est astringent et ne s'emploie guère qu'à l'extérieur en injections et en collyres. — *Voyez collyres* (314).

**528. — Sulfure d'antimoine,** *Kermès minéral.* — *Voyez Kermès.*

**529.—Sulfure de potasse.**—C'est lui qui forme la base des *bains sulfureux* et des bains de *Barèges*. Il attaque les métaux; c'est pourquoi on ne doit prendre ces sortes de bains que dans des baignoires en bois. Il se vend en morceaux ou en solution.

**530.—Suppositoires.** — Ce sont de petits cônes destinés à être introduits dans l'anus. Ils contiennent soit de l'Aloès, soit de l'Iodoforme, de la Belladone, de l'Opium, du Ratanhia, etc., selon le but proposé.

**531.—Sureau.**—Les fleurs de cet arbrisseau s'emploient en infusion contre l'érysipèle, et en fumigations contre l'enrouement. On en fait aussi une tisane sudorifique contre le rhume, dans la proportion de 5 grammes par litre.

**532. — Taffetas épispastique Le Perdriel,** *Taffetas à vésicatoire*—Ce taffetas ne contenant pas de corps gras, ne peut rancir; il n'adhère jamais aux bords ni à la surface du vésicatoire, ne donne aucune mauvaise irritation ni douleur, à cause de sa souplesse; d'autre part, il ne produit aucun désordre du côté de la vessie, comme le font certains papiers et pommades épispastiques; enfin son action est régulière, à cause de l'égalité de sa surface active. Toutes ces qualités le font préférer, depuis longtemps, aux anciennes pommades et aux autres papiers épispastisques pour l'entretien des vésicatoires. Il est en rouleaux et demi-rouleaux roses qui comprennent trois numéros progressifs comme force : le n° 1 est le plus faible ; le premier pansement se fait avec le n° 2 pour adultes ; avec le n° 3, enduit de cérat, pour un enfant. Les pansements suivants se font avec le taffetas seul, toutes les 24 heures ; on le taille de manière à ce qu'il dépasse la plaie de quelques millimètres et au besoin on y pratique quelques entailles pour laisser écouler la suppuration.

**533.—Taffetas rafraîchissant Le Perdriel**, *Taffetas à cautères.* — Il sert au pansement des cautères : il a pour effet d'empêcher les démangeaisons qui se produisent ordinairement avec l'emploi des papiers résineux et des feuilles de lierre. Il peut, dans le même but, servir pour encadrer la plaie du vésicatoire.

On le délivre en rouleaux et demi-rouleaux bleus, jamais en boîtes.

**534.—Taffetas vulnéraire Marinier.—** Ce taffetas, préparé par la maison Leperdriel, a sur les autres taffetas, sur le sparadrap et le collodion, l'avantage de suivre les mouvements de la peau sans se déchirer. C'est un véritable épiderme artificiel. Il faut le mouiller légèrement avant de l'appliquer, à moins que la partie ne soit humide. Il convient surtout dans les cas de coupures, brulûres, clous, furoncles, écorchures, engelures, crevasses, eczémas, plaies, opérations chirurgicales, excoriations dues au séjour prolongé dans le lit, etc. Il ne produit jamais de rougeur érysipélateuse, comme le sparadrap, et peut rester un temps indéfini à la même place sans altérer la peau.

Il y a trois variétés de taffetas vulnéraire : 1° le jaune, au *baume du commandeur* ; 2° le rose, couleur chair, à l'*arnica* ; 3° le blanc, au *collodion*. Il est vendu par rouleaux de 1 mètre sur 10 centimètres et doubles rouleaux de 1 mètre sur 0,20 centimètres pour les lésions étendues, ou en feuilles de 8/10e m.

**535. — Tannin**, *Acide tannique*.—C'est la partie active de l'*Ecorce de chêne* ou *Tan*. C'est un astringent : à l'intérieur, en pilules contre la diarrhée, les hémorrhagies ; à l'extérieur, en injections contre la blennorrhagie.

**536.—Tartrate de fer et de potasse.—**Préparation de fer prescrite contre la chlorose et l'anémie. — Voyez *Sels de fer* (357).

**537.—Tartrate acide de potasse,** *Crème de tartre*. — C'est le tartre qui se dépose dans les tonneaux, purifié pour l'usage médicinal. Purgatif à la dose de 8 à 30 grammes.

**538. — Teintures.** — Ce sont des médicaments dissous au moyen de l'alcool ou de l'éther, comme la *Teinture d'arnica*, la *Teinture d'iode*, la *Teinture de quinquina*, etc. Celles qui sont préparées au moyen des plantes fraiches se nomment *Alcoolatures*.

**539. — Térébenthine.** — Elle entre dans la composition de plusieurs emplâtres ou onguents; on en fait un sirop, des pilules, des capsules contre les affections de la vessie et des bronches.

**540. — Thapsia.** — Plante de la famille des ombellifères qui croit en Afrique et dans les pays chauds, employée depuis fort longtemps par les Arabes comme révulsive. Elle doit ses propriétés à une résine particulière étudiée pour la première par M. le docteur Reboulleau, médecin en chef des hôpitaux, et rendue d'une application pratique, grâce au concours de M. Le Perdriel. L'*Emplâtre de Thapsia* est aujourd'hui universellement employé, comme révulsif, dans les rhumes, bronchites, pleurodynie, pleurésie, douleurs, rhumatismes, etc. Il faut appliquer l'*Emplâtre de Thapsia* sans le chauffer et le laisser en place pendant un temps plus ou moins long, selon l'effet que l'on veut produire; celui-ci varie depuis la simple rougeur jusqu'à l'éruption complète de petites vésicules couvrant toute la surface sur laquelle il a été appliqué. La démangeaison consécutive est calmée au moyen de la poudre d'amidon. Ce genre de révulsif a une action tout à fait spéciale, qui tient le milieu entre le sinapisme et le vésicatoire, pour l'intensité et la durée de l'action; il a complètement détrôné l'huile de croton et la pommade stibiée.

La seule précaution à prendre, pour faire une application de Thapsia, c'est de ne se servir que du véritable emplâtre de Thapsia, fabriqué par la maison Le Perdriel avec les produits d'origine. Sans cette précaution, les mécomptes et les accidents sont à craindre. Chaque emplâtre doit porter une division métrique par centimètre, avec la signature des inventeurs : Ch. Le Perdriel et Reboulleau. Il se vend en rouleaux longs de 1 mètre sur 20 centimètres de large, renfermant 20 carrés de 10 centimètres. Il faut toujours avoir un de ces rouleaux sous la main, en cas d'imprévu, surtout si on est éloigné de toute pharmacie. A cet effet, la maison Le Perdriel renferme, dans de petites boîtes en fer-blanc, cinq emplâtres de grandeur moyenne, dont la conservation est ainsi mieux assurée.


**541.—Tilleul.**—L'infusion de tilleul est calmante, digestive, antispasmodique. On y ajoute souvent des feuilles d'oranger.


**542.—Tisanes.**—Ce sont les boissons habituelles des malades. Elles ont ordinairement l'eau pour véhicule et se préparent :

1° *Par solution* : Gomme, miel, sucre ;

2° *Par macération à froid* : Goudron, quinquina, quassia, réglisse ;

3° *Par infusion* : Menthe, oranger, tilleul, mauves, violettes, houblon ;

4° *Par digestion* : Fleurs pectorales, réglisse, salseparille, pavot ;

5° *Par décoction* : Chiendent, orge, lichen.

On sucre les tisanes avec le sucre, le réglisse, le miel, les sirops.

**543.—Toile vésicante Le Perdriel,** *Vésicatoire rouge.* —C'est au moyen de cette toile adhérente que la plupart des vésicatoires sont prescrits aujourd'hui. Il suffit de découper l'emplâtre de la grandeur voulue et de l'appliquer sur la peau préalablement rasée, sans y rien ajouter. Un vésicatoire reste en place huit à douze heures, jusqu'à ce que la vésication soit complète. — Voyez *Vésicatoire.*

**544.—Trousse de l'oculiste.**—La maison Le Perdriel fabrique sous ce nom de petits portefeuilles, grandeur portemonnaie, renfermant tous les *Collyres secs* (314) usités et divers instruments nécessaires à leur emploi : 1° deux abaisse-paupières ; 2° une paire de ciseaux ; 3° un pinceau ; 4° un flacon à eau distillée simple.

**545.—Turbith.**—Le *Turbith minéral* s'emploie dans la médecine vétérinaire comme purgatif. Le *Turbith végétal* sert à la préparation de l'*Eau-de-vie allemande*.

**545 bis.—Tussilage,** *Pas d'âne.*—Fait partie des *Fleurs pectorales*.

**546. — Valériane.** — La racine s'emploie comme antispasmodique, antihystérique, dans le traitement des affections nerveuses. En infusion dans la proportion de 10 grammes par litre.

Elle produit l'*acide valérianique*, administré dans le traitement des mêmes maladies sous forme de *valérianates de zinc et d'ammoniaque.*

**547.—Vaseline.**— Résidu final de la distillation du pétrole ; cette substance, purifiée et décolorée, sert à faire des pommades qui ont l'avantage de ne pas rancir.

**548. — Vésicatoires.** — Pour produire la vésication, on applique sur la peau un morceau de *Toile vésicante Le Perdriel* de la manière que nous avons dit (543), on le recouvre de *Compresses en papier* (316) ; et on assujettit le tout avec un bandage ou un *Serre-bras* (509). Lorsque la vésication est produite, enlevez l'emplâtre, percez l'ampoule avec une épingle ou des ciseaux, et pansez avec des *Compresses en papier* (316) enduites de cérat, deux ou trois fois par jour, jusqu'à ce que la plaie soit sèche. Tel est le *vésicatoire volant.*

— ... ... *vésicatoire permanent,* on enlève complètement l'épiderme au premier ou au second pansement, et on panse avec le *Taffetas épispastique Le Perdriel* (532) comme nous l'avons expliqué à son article.

Ce qui constitue la supériorité du *Vésicatoire Le Perdriel* et son inocuité parfaite au point de vue des accidents des voies urinaires, ce sont : 1° sa *composition,* dans laquelle figure une substance hydrocarburée dont l'action a pour effet de prévenir les accidents ci-dessus; 2° la *souplesse* et l'*adhérence* du tissu qui rendent l'effet du vésicatoire parfaitement uniformes; 3° son *action rapide.*

**549. — Viande crue.** — Beaucoup de malades éprouvent de la difficulté à la prendre en nature; pour ceux-ci, on se servira avec avantage des *Capsules vides de Le Huby* (280).

**550. — Vins.** — Les vins le plus souvent employés en médecine sont le *Bordeaux*, le *Malaga*, le *Lunel*, le *Madère* et les bons vins blancs. Les vins médicinaux les plus usités sont le *vin de gentiane,* de *quassia,* de *quinquina, diurétique, aromatique,* etc.

**551. — Violettes.** — Les fleurs de violettes

servent en infusion, comme tisane agréable, dans la proportion de 10 grammes par litre.

Le *Sirop de violettes* est un laxatif doux pour les jeunes enfants.

**552.—Vitriol.**—Voyez *Sulfate de cuivre, de fer, de zinc.*

**553.—Vomitifs.**—Généralement composés d'ipéca ou d'émétique, il n'est pas prudent d'en faire usage sans l'avis préalable du médecin. — Voyez *Ipéca.*

**554. — Vulnéraire.** — Voyez *Alcoolat, Taffetas.*

# RAPPEL



# PRINCIPAUX PRODUITS

## DE LE PERDRIEL

---

**Véritable emplâtre de Thapsia LePerdriel-Reboulleau** contre les Rhumes, Bronchites, Douleurs, Rhumatismes, Toux opiniâtres, Catarrhes, Lumbagos, Maux de gorge, Extinction de voix, etc. — *Exiger les signatures pour éviter les accidents reprochés avec raison aux similaires.*

**Tous les produits pour l'entretien des Vésicatoires et des Cautères,** tels que : *Toile vésicante (Vésicatoire rouge Le Perdriel)* pour établir les Vésicatoires en quelques heures et sans faire souffrir le malade. Cette toile est noire du côté actif, rouge de l'autre, avec division centésimale noire (*propriété de l'inventeur*).

**Taffetas et Papiers épispastiques** pour entretenir les Vésicatoires, sans douleurs ni démangeaisons.

**Taffetas rafraîchissant** pour entretenir les

Cautères ; doux et frais, il empêche les démangeaisons autour de la plaie.

**Pois élastiques Le Perdriel,** émollients à la guimauve, suppuratifs au garou, les seuls admis dans les hôpitaux. Ils se gonflent uniformément et dilatent doucement les parois de la plaie sans faire saigner les chairs.

**Compresses en papier lavé,** remplaçant le linge. Propres et commodes, elles permettent de tenir un exutoire secret.

**Serre-bras** pour remplacer les bandes de linge.

**Bas élastiques contre les Varices, Ceintures** en fil caoutchouc et à jour. Les Bas Le Perdriel se font remarquer par leur extrême souplesse, leur perméabilité à la transpiration, leur compression ferme et régulière, et surtout leur longue durée.

*Deux sortes de tissus :*
L'un fort (*tissu A*), élastique en tous sens ;
L'autre doux (*tissu B*), élastique circulairement ;

**Sels granulés effervescents de Ch. Le Perdriel.** — Ce sont de petits globules légers qui se dissolvent instantanément dans l'eau, et donnent un liquide transparent et effervescent dans lequel la saveur du médicament est masquée par l'acide carbonique contenu dans la poudre granulée.

Sous le nom générique de *Sels granulés effervescents*, nous préparons :

Les **Sels de fer**, les **Sels purgatifs**, les **Sels de Vichy**, les **Sels de lithine**, et sur demande spéciale tous les **Sels solubles** et non déliquescents.

**Carbonate et Citrate de lithine effervescents**, contre la **Goutte**, les **Douleurs rhumatismales**, la **Gravelle**, etc. Unique dissolvant des calculs et concrétions uriques.

**Taffetas vulnéraire au Baume de Commandeur et à l'Arnica**, épiderme factice, souple, imperméable, guérit sans cicatrice les coupures, brûlures et écorchures.

**Capsules vides Le Huby**, enveloppes médicamentales pour prendre sans dégoût les substances de saveur ou d'odeur désagréable.

**Réglisse sanguinède**, pâte pectorale et digestive, la plus universellement estimée.

**Mouches hypnotiques du D**r **Ricard**, pour calmer instantanément les douleurs, sans laisser ni marques, ni cicatrices à la peau.

**La Dentose-Maillet** calme les douleurs dentaires et obture les dents cariées que leur sensibilité empêche de plomber.

**Fucoglycine du D**r **Gressy.** Composée de plantes marines, elle contient les principes reconstituants de l'huile de foie de morue sans inspirer le même dégoût.

**Pharmacies de poche**, à l'usage des voyageurs, chasseurs, touristes, militaires, ecclésiastiques, etc.

**Pharmacies de famille, Coffres de secours** pour usines, navires, etc., etc.

Envoi franco, sur demande, d'une notice générale ou d'un Album spécial, donnant la figure et la composition de nos différents modèles.

**Inhalateur H. Le Fort,** pour le traitement des maladies des voies respiratoires.

Ce petit appareil, d'une grande ingéniosité, d'une simplicité parfaite et d'un prix modique, permet de guérir les maladies de poitrine par l'absorption des vapeurs antiseptiques.

LE PERDRIEL ⎰ 11, Rue Milton.
A PARIS ⎱ 54, Rue Ste-Croix-de-la-Bretonnerie.
70, Faubourg Montmartre.

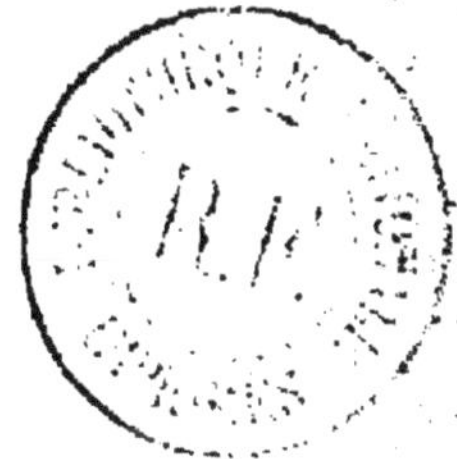

# INDICATIONS POUR PRENDRE LES MESURES

### DES

# BAS-VARICES LE PERDRIEL

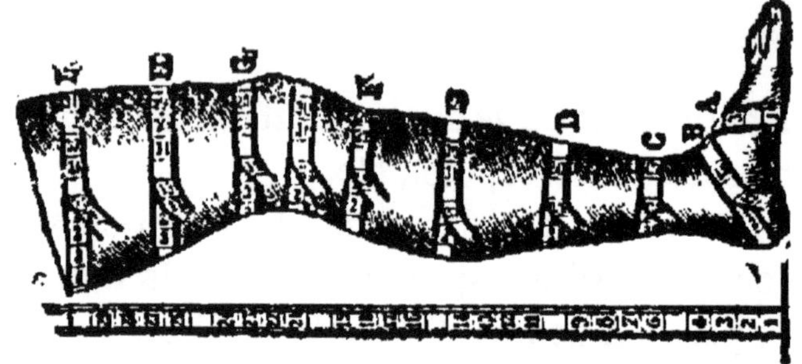

Pour faire une commande de bas ou de ceinture, il suffit d'envoyer les mesures exactes de hauteur et de circonférence prises à nu avec un ruban métrique.

Désigner le tissu A ou B, coton ou soie.

*Exiger sur tous les bas l'étiquette ci-dessous*

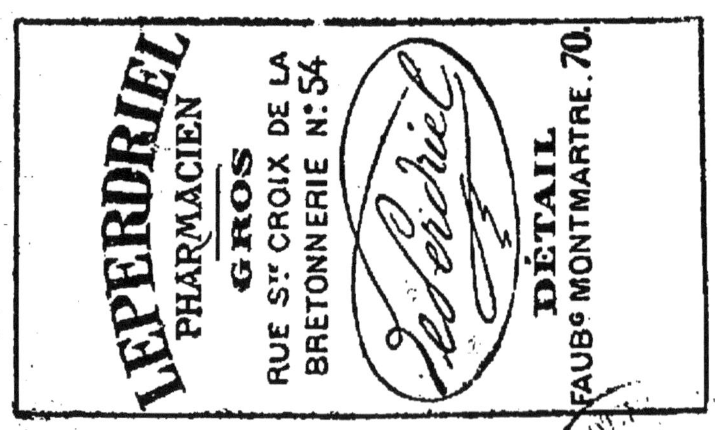

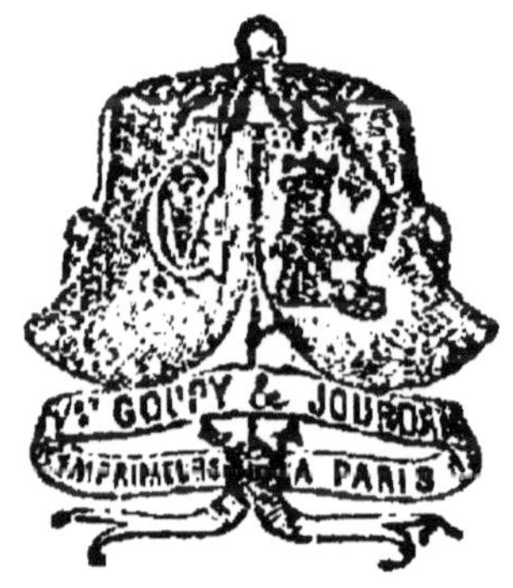

Vve GOUPY & JOURDAN
IMPRIMEURS A PARIS